暢銷書《鍾佩珍復健教室》全新增訂版

全彩圖解

貼心字體
加大版

鍾佩珍
復健診間筆記

肌肉、骨骼、神經修復 大解密

復健科權威名醫集42年
診療衛教精華 × 復健療癒全攻略

台安醫院 復健科主任醫師
鍾佩珍 ◎著

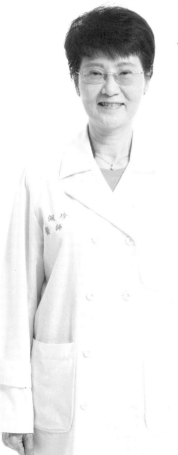

H2O 原水文化

CONTENTS 目錄

PART1　認識復健科

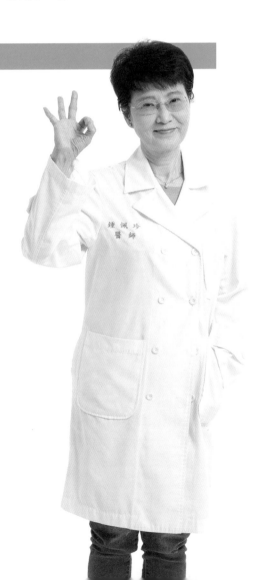

PART2 復健科常見的疾病

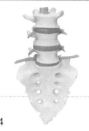

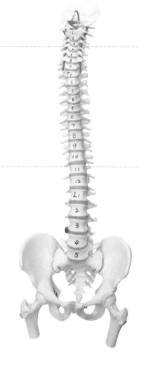

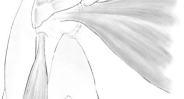

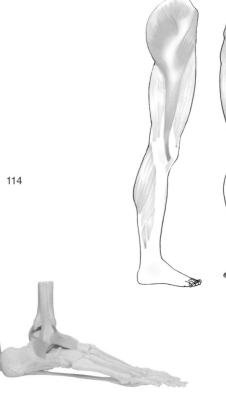

PART3 伸展運動和肌耐力訓練

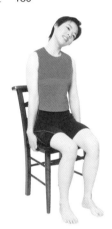

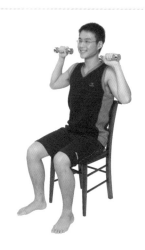

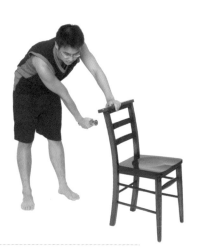

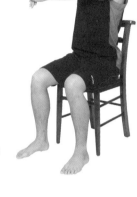

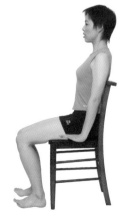

PART4　為什麼要控制體重？

控制體重的正確觀念　234

●增強心肺功能、減緩骨質疏鬆／為什麼要控制體重？／體重的控制像理財／紀錄每天的飲食內容和每天要量體重／要減多少體重／有效的減重法／如何維持理想體重？

EPILOGUE　後記

APPENDIX　附錄

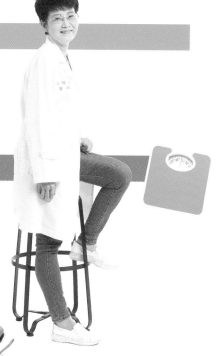

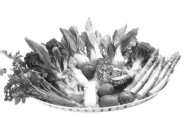

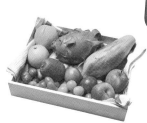

健康是「壹」，
財富名利是後面的「零」！

我在民國 63 年因為打排球，扭傷了右腳膝蓋，後來在美國又動了手術把受傷的膝蓋軟骨切除，當時醫師要求我以跑步來復健，我也從此養成固定跑步的習慣。跑步讓我保持好體力、好心情，也讓我領悟了許多道理。跑了這麼多年下來，擔任市長之後，忙歸忙，跑步還是繼續跑。直到我做年度健康檢查的時候，醫師建議我，為了退化中的膝蓋著想，轉換成游泳比較好。

這次醫師的建議讓我體會到更深一層的道理：運動雖然有好處，但若沒事前評估、考慮自身的條件是否適合這種運動，在「別人做，我也做」的情形下便貿然進行，是很容易「未得其利先受其害」的得到運動傷害。有些人雖然有很好的事前評估和注意，仍然無法避免運動傷害的發生，運動傷害一旦發生，如果不循正途的處置，卻採取道聽塗說的偏方，則傷害有可能變得更大。

這本書整合了「復健科常見的疾病」、「伸展運動和肌耐力訓練」和「為什麼要控制體重？」幾個單元，向讀者介紹最基礎，也是最重要的復健常識。讓大眾認識哪種疾病要怎樣處置，正在罹患哪種疾病時不適合哪種運動。萬一發生運動傷害時，怎樣先自我做簡易的緊急處置。平常要養成隨時隨地的做拉筋保養和重量訓練，讓自己的肌肉耐力和柔軟度永遠保持在最佳點。本書也提倡均衡飲食，畢竟，控制體重最重要的，還是為了健康。

　　鍾醫師經常提醒她身邊的病友和朋友，「健康最重要、健康高於一切」。當一個人身體很好時，他會認為健康的存在是理所當然的，甚至於絲毫不在乎它現在的情況，但當健康亮起紅燈時，才驚覺它的無價和可貴。所以她說：健康是「壹」、其它財富和名利都是後面的「零」，有了「壹」，接下去的每一個「零」才有其意義。健康不是能用錢購買的。它必須很務實地靠個人持之以恆地運動，才能累積而得的。

　　這是一本關心大家健康的書，也提供了當肌肉、韌帶和關節疼痛時該如何處置的觀念，非常值得向各位推薦。

前任中華民國總統　馬英九

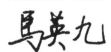

名醫罵人不是兇，是認真！

不知道是因為打網球太用力，還是箱子提的太重，最近手肘老疼。起初只是隱隱作痛，後來竟連刷牙、擰毛巾也不方便了，尤其凌晨四五點、涼意重的時候，總由夢中痛醒。

「**某醫院的復健科有位名醫，女的；可以去看看。**」朋友說，又一瞪眼：「**不過你小心，她很兇，會罵人。**」

果然是名醫，由診療室門口的人潮就看得出。從門縫裡看「她」，真的面帶寒霜，令我有點緊張。總算叫到我，進去坐下。

「**什麼問題？**」「她」翻病歷，我才要答，她卻突然站了起來，繞過我衝出門去，拉著剛走出去的一位中年婦人，匆匆忙忙地，像是「急口令」似地叮嚀了幾句話，再轉身跑進來。坐下來，還直搖頭，像是剛打完孩子，回到櫃檯上的老闆娘。

「**聽說您是名醫，朋友都叫我來看您。**」我獻上兩句好話，看她臉色稍緩，又說：「**但是聽說您很兇。**」她愣了一下，護士小姐趕緊接過話：「**不是兇，是認真。**」

果然神妙，沒兩下就診斷出來了──「**肌腱發炎。先打一針，再做復健。**」

「打針？」看她擦酒精，我問：「是不是可體松？」

「是。」她拿針筒對準我的手肘：「**不過你放心，藥用得好，只會治病。用不好，鹽巴也能毒死人。**」

「是的！是的。」我發現她注射一點也不痛。

又問：「是不是就可以打網球了？」

她眼一瞪：「不行。」指著地說：「想想，你的地要是破了，我給你補水泥，水泥沒乾，你能踩嗎？」說著寫了一張小紙條給我：「下星期再來，我一看就知道你有沒有聽話。」

「是的，是的。」我一邊道謝，一面提起箱子往外走，都要出門了，她突然站起身衝過來，把我的箱子搶過去，提一提，說：「這麼重，怪不得手出毛病，以後用背包。」

「我已經換左手提了。」我趕緊解釋。

「你左手也會出問題！」她瞪我一眼：「不准再提了，抱著！」

走出診療室，我突然有一種感覺，剛才看的不是醫師，是媽媽。她怎麼說話跟我媽媽一樣呢？

名作家　劉墉

敬業源於對生命的尊重

我的工作性質，屬於標準的「案牘勞形」，加上不甚注意姿勢，沒有養成運動的習慣，三十幾歲便肩、頸、腰、背，無一不痛。終於到有一天，連下床都成問題，腰直不起來，得「摸索」著用腹部朝下，腳尖著地的方式，分解動作下床，這才逼自己去看醫生。但是「下不了床」這碼事，該看哪一科的醫生呢？

同事陳建宇先生和謝彩玉小姐的醫療知識豐富，領我來找鍾醫師。她仔細聽了我的狀況，看了我的驗血報告，直接了當問：**「會不會游泳？」**我點頭，她接著說：**「明天開始，每天都要游！」**我面有難色，表示時間不允許，她說：**「那一個星期至少游 3 次！」**我仍想討價還價，以我過去的生活習慣，一星期游一次或許也夠了。她突然面色一整，嚴肅的說：**「你如果不能養成運動的習慣，那麼不必再找我，因為我幫不了你的忙。」**

我覺得氣氛有點尷尬，只好說我會勉力以赴，她的臉色才緩和下來：**「我每天看幾十個病人，也忙得不得了，但我還是天天游泳，這不是忙不忙的問題，你要把運動排到你每天的行程裡去！」**

那天我們達成了協議：我每個星期要游泳至少 3 次，每個月回去看鍾醫師一次，向她報告進度，她要做一些基本測試，看看我到底有沒有履行承諾。其中一項是雙膝併攏，雙手搆地，她要測量指尖離地的距離。我每次回診之前，都心情緊張，彎腰伸

腿，活動半天，深怕被她指責運動量不夠。鍾醫師每次都會追問，「**游泳了沒有？游了幾次？**」我則端坐桌前，手置膝上，敬謹回答，不敢怠慢。

有一回，我要出差旅行兩星期，以為可以偷懶，沒想到她追上來問：「**有沒有訂附設游泳池的旅館？**」我只好乖乖地把全套游泳裝備塞進行李箱。

在她的緊迫盯人之下，我不但養成游泳習慣，而且寒暑如斯。肩頸腰背問題，不再來煩惱我。我和鍾醫師的談話範圍，也從「**游泳了沒？**」擴展到「**投票了沒？**」我曾經以為自己會佝僂以度殘生，現在雙手雖仍搆不著地，但至少活得像個正常人。

鍾醫師「望之儼然」，是因為她尊重這份工作，醫生重視她的工作，其實就是尊重生命；因為對生命有熱情，才會無懈怠的面對每天大排長龍的病人；你若瞭解她，便知她其實「即之也溫」。她對生命的熱情和尊重，都藏在她的診斷和要求裡。鍾醫師要出書，分享她的經驗和知識，我則樂於分享這段醫病關係，做一個小小的見證。

聯合報執行董事　項國寧

她很兇，但是很有效！

第一次認識鍾醫師是 1999 年，當時為了治療不孕症，施打柳普林（抑止排卵藥）超過半年，開始出現更年期症狀，感覺像五十肩，手有些提不起來，當時台安的健檢中心有位蘇小姐，熱心的介紹我去給鍾醫師診治，事前她有提醒我，鍾醫師很兇，但她很有效，果然，鍾醫師很嚴格，親自示範可以在家做的復健動作，我點頭示意、並未照做，「這樣不行」，鍾醫師一定要我現場做一次，果然，力量用錯，修正一番、完全正確後才放我走。出了鍾醫師的診間，心中有些疑惑──她是蠻兇的，但是有效嗎？

兩個月後，健檢中心的蘇小姐遇到我，問到：「**于小姐，手好些了嗎？**」我答說：「**好多了，她很兇，但很有效！**」

第二次和鍾醫師接觸是 2003 年，剛過完農曆年，公公婆婆回台灣渡假，婆婆在杉林溪摔傷腳，當地醫院照了 X 光片後說骨頭沒事，裹了石膏固定後就返回台北。

三天後腫脹依舊，我因有事，由 James 帶婆婆去看鍾醫師，鍾醫師一看，堅持 X 光片要重照，這一照，照出玄機，原來婆婆的腳拇指骨頭裂開了，於是重新打下正確的石膏，而且鍾醫師得知婆婆是美國華僑後，勸我先生讓婆婆留在台灣復健兩個月，否則將來會影響婆婆走路，我婚後和婆婆相處最長不超過兩個星期，這下好了，James 和我可以好好表達孝心，James 真是孝順，每天風雨無阻載他母親去做復健，兩個月後要回美國前再次去台安複診，鍾醫師的回答是叫我不可以和婆婆打架，因為我會打輸。其實我知道婆婆要住兩個月後，有一次在台安遇到鍾醫師，我故作無理狀，嗔她說：「**妳幹嘛那麼認真？！那是我婆婆耶！妳還叫她一定留要下來**

兩個月？」鍾醫師幽默地回我：「**我根本不知道那是妳婆婆，早知道的話，就隨便包一包讓她走囉！**」這是我第一次發現兇巴巴的鍾醫師原來也會開玩笑，玩笑歸玩笑，直到今天我們全家都感激鍾醫師，如果沒有她的細心，我婆婆可能會被誤診，如果沒有她對自己專業的堅持，我婆婆的腳傷可能會有後遺症。

　　表妹 2005 年 5 月底從美國回台結婚，因為拿太重的行李滑倒，不小心傷了膝蓋，美國醫師判定是膝關節脫臼，表妹回台後看遍了各家骨科，未見好轉，詢問骨科醫師需不需要做復健，骨科醫師告訴表妹：「**復健沒用！**」後來，我介紹表妹給鍾醫師，第一次看診後，表妹哽咽的跟我說：「**表姊，她好兇喔！而且我提了妳的名字也沒用，鍾醫師說誰來都一樣，她的診間一視同仁！**」我早知會有此結局，所以事先警告過表妹──她很兇──，聽完表妹抱怨後，我只好再重覆一次：「**她很兇，但她很有效！**」

　　寫這篇文章之際，我致電給表妹，詢問她的膝蓋好多了嗎？表妹知道我要寫序，她說她的膝蓋傷進步神速，相信不久的將來必可健步如飛，表妹要我用力推薦鍾醫師。

　　各位讀者，雖然認識好醫生，最好還是備而不用，所以把這本書好好詳讀，避免自己受傷。聽說鍾醫師現在遇到初診病人還會問人家：「**沒人警告過你，我很兇嗎？**」看來她也知道自己「兇」名在外，其實，鍾醫師的兇不是修養差，而是急，她想讓病人可以快一點好，所以配合度高的人就可以體會到鍾醫師視病如親的情懷。這本書的改版，相信可以嘉惠更多的人，也祝福鍾醫師的書大賣，書有讀通，相信復健的病人就可以減少，鍾醫師就有時間再寫第二本、第三本……，看書總比看病好。祝大家平安喜樂。

名節目主持人　于美人

檢索方便的復健好書

　　本人自民國 63 年台大醫學系畢業後，便投入復健醫療之專業服務行業，迄今即將屆滿三十年，深深感受到醫療生態與醫病關係之重大轉變及衝擊，因此如何讓一般民眾瞭解復健醫療之相關內容乃成為重要之課題。

　　現在很高興看到學妹鍾佩珍醫師出版這本衛教作品，能以簡單易懂之文辭，有系統地介紹復健科和復健科常見的疾病，以及如何健身、控制體重等議題。最難能可貴的是將「復健科常見的疾病」依其好發的部位或年齡層加以分類，讓一般病友檢索時更為方便。

　　希望本書出版後，能讓更多的民眾瞭解「復健科」及其「常見的疾病」之外，更重要的是身體力行以達到「預防疾病」及「促進健康」的目標，則為萬民之福！

台大復健科教授　賴金鑫

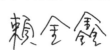

出書，只希望對大家有助益！

　　幾年前寫《鍾佩珍復健教室》是為了想做好一件事，讓大家在日常生活中，知道如何自我保護和維持健康。一點都沒想過要得獎，所以真是無心插柳柳成蔭，在無任何跡象或預警下，突然被通知「它」獲得衛福部國民健康署健康好書的推介獎，錯愕之後接著是內心的歡喜，因為自己的用心被「醫學界的大家長」肯定，不過不論得不得獎，我還是一樣秉持著認真的態度繼續服務社會大眾。有這本書的朋友一定要常常翻閱和應用，因為它是一本與您日常生活息息相關的書，懂得運用，才會記得如何避免傷害和正確的使用。所以不要只是收藏它。

　　我的專業是醫師，診治病人是我的職責，寫文章根本不是我的專長，這輩子從來沒想過要寫書，更不用說要出書了。

　　病人如果是初診，也就是說第一次來找我看病的，我的問診方式很詳細，是以打破砂鍋問到底的態度，一邊問、一邊聽；一邊問、一邊寫；還得一邊不停的打斷病人冗長的陳述，以抓重點，好像很忙，但又是忙中有序的樣子，這中間還得不時的忍受著病人投過來不諒解的眼神，甚至有些被問煩的病患居然說：「不看了……」真是讓我一陣錯愕！（可能他以為我是調查局或國稅

19

局的臥底吧！）為此，我曾一度懷疑學生時代，老師教導的問診方式是否錯了。還好念頭一轉，我又回到該有的專業態度，繼續保持原則地問下去。

當然，欣賞我這種看診方式的人也不計其數，往往一些被忽略或拖延的病就是這樣「被逼問」、「被分辨」而診斷出來的。對複診的病患，我也不厭其煩地像媽媽在對小孩似的一再叮嚀和囑咐，「不要這樣、不要那樣」、「要注意這樣、要注意那樣」，就是因為「愛」病友心切，而變得「多話」，但是多話的結果卻讓我曾有過一度「失聲」的病史，以為這輩子再也不能用聲音為大眾服務了，為此我感到傷心欲絕。最後，狠心地丟下工作，不管一切地去休息了一個月，除了讓嗓子休養外，也順便思考、檢討這種看診方式的臨床效益。

古人常云：「百聞不如一見」。應該不無道理的，也就是說，聽一百遍所得的印象，不如用眼睛看一遍來得深刻，基於此，我開始著手寫衛教文章、寫些小叮嚀送給病人，同時儘量抽時間解答讀者在報章雜誌上所問的一些屬於我本科專長的問題，而這些問題在別的病友身上也剛好有類似的情形，可以順便替他們解答疑惑，讓他們只是看文章跟著照樣畫葫蘆的維護，使病情不繼續惡化下去。因為這樣無心插柳的效果竟事半功倍，真是讓我喜出望外！

正因為周邊友人和病友不約而同希望我整合這些文章出書，而這又是我想都沒想過的事，所以一拖再拖，而他們一再的催促，我實在拖得有點心虛，最後拗不過，只好趕快著手整理和重寫，如今出書了，不為什麼，只希望能為社會大眾做點事，希望它對大家有點幫助。

面對日常生活會造成傷害的動作，能避免的應儘量避免，萬一發生了，要知道找什麼科診治，找到答案時該如何面對問題，接受它並配合治療，而且平常要養成運動的習慣，持之以恆，除了可減少一些肌肉、骨骼的傷害外，還可以增強肌肉的力量、肌肉的柔軟度、身體的免疫力和心肺功能，讓日子過得更好、更有品質。

　　經常從就診的病患口中聽到他照著書中教的內容，自我檢查和做動作，才發現在外面治療了一年以上還未見好轉的疾病不大像是「A疾病」，而是有點像「B疾病」，因此趕快來門診「考」我一下，經過詳細的問診和理學檢查後，果真是「B疾病」，這時他才告訴我他在外面曾接受過治療，但診斷和治療的情形跟我書中說的有出入，因此他想來「考」我一下，幫他找出真正的答案。

　　在經過跟以前不一樣的治療方式、配合改變日常生活的壞習慣、還要照著書中第三章與自己病情有關的動作做運動，一段時日後，就診的讀者很給我面子，很快的便接近了我倆都想要的目標而繼續往更圓滿的結果邁進。

　　自從有了出版了這一本健康書，在門診中看診時，若是遇到患者與書中相符的診斷時，對我對病患都是好事，邊翻書給他看，邊講解，簡直是事半功倍。這本書愈見嚴謹實用，愈貼近民眾的需求，希望讀者真的能受用無窮！

台安醫院復健科主任醫師　鍾佩珍

PART1

▼

認識
復健科 ▶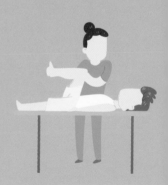

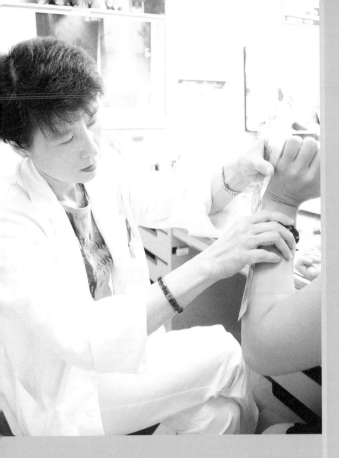

權威復健科名醫完全解析各種詳實
完整的專業常識：

- 復健科看什麼病？
- 復健醫學在台灣
- 怎樣陳述病情最正確？
- 復健科和其他科有何不同？
- 復健科常用哪些藥物？
- 隨時保持挺胸收小腹
- 每天至少運動半小時增加肌耐力

復健科看什麼病？

在民國 72 年台灣醫療初創的復健科，對民眾而言比較陌生，而現在的復健科對大多數人來說已耳熟能詳，不會再把它當作是「皮膚科」或「婦產科」，但對某些少數人來說，卻仍是個陌生的科別，有些人甚至連聽都沒聽過，怎麼還會去留意它，更甭說會去求助復健科了！

「復健科到底是幹嘛的？」

「復健科專科醫師到底在看什麼病？」

「有哪些不舒服的症狀得找復健科醫師？」

這是許多患者的困擾，也是許多人想一探究竟的！

我有一些病友當初也是搞不清楚復健科究竟是什麼科？看什麼病的？因為從「復健」兩個字的字面意義，根本看不出來治療哪些疾病，大部分的人對復健科的直覺印象只侷限於和「腦中風」有關，事實上，復健科治療的疾病範圍相當廣泛，只要和神經、骨骼、肌肉有關的都會跟它扯上關係，它也和許多科系有著密切的關係，甚至連目前最熱門的體重控制班、減重班也少不了它。

因此，身為一個復健科專科醫師的我，實在有責任讓讀者深入認識與了解復健科，才不會徒增患者看錯科別，浪費寶貴的看病時間。

復健醫學在台灣

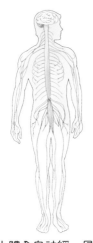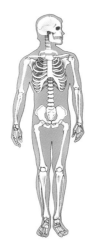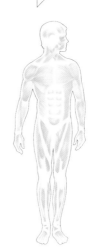

▲ 人體全身神經、骨骼和肌肉圖
只要和神經、骨骼肌肉有關的，都屬於復健科治療的疾病範圍。

　　民國 36 年（西元 1947 年），復健醫學在美國即被正式認定為一個醫療專業。在台灣則於十年後才由台大醫院首先創設，後於民國 57 年（西元 1968 年）台大醫院復健部才開始訓練及培養復健科專科醫師，那時的復健科醫師一年才培訓出來一個，甚至掛零，由此可見當時的復健專科醫師可是「很寶貝」的！

　　可惜那時候鮮少人得知有復健科，也不了解復健科是什麼，所以那個時代的復健科醫師就算「鑲了金」、「多寶貝」，也無用武之地。

　　所幸十年後（大約是民國 67 年左右），復健科已日趨茁壯，逐漸被大家所關注，也總算對它有點認識了，因此台大醫院的醫師培訓計畫也緩緩的、漸進地應「市場」需求，改由一年「生產」「一個」專科醫師，增加到一年生產「兩個」。

因復健科醫師當時真的很少，培養時間又長，所以台大醫院復健科每年訓練出來的兩位專科醫師，可謂僧多粥少、供需不平衡，變得很搶手、更寶貝。

現在回顧起來，感覺很幸福，也真是老天保佑！因為我居然是當時那很搶手、供需不平衡、每年才出產兩個「寶貝寵兒」的其中一個呢！

復健科和其他科一樣，是一個獨立科系，民眾並不需要轉診。也就是說，有什麼問題、身體哪裡不舒服，都可以直接到復健科就診，由經過完整專科訓練的復健科專科醫師診察，若有需要再安排接受治療。

復健科的診治範圍

任何因神經、肌肉、骨骼、關節、肌腱、韌帶等引起的疾病或疼痛及不適，都是復健科的診治對象，其診療的範圍如下：

● 神經肌肉系統病變

如腕隧道症候群、手麻、手無力、顏面神經麻痺、腦中風（包括腦出血、腦血管阻塞、腦血管栓塞、動靜脈畸形破裂）、頭部外傷、脊椎損傷、腦炎、腦瘤等後遺症。

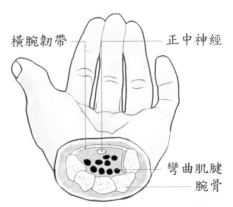

橫腕韌帶　　　　正中神經

彎曲肌腱
腕骨

▲ 腕隧道症候群的成因是正中神經在手腕部分被橫腕韌帶壓著，屬於神經肌腱的病變。

● 骨骼關節疾病

　　長期勞動、姿勢不正確、常常需要提取重物等等所引起的頸部、腰部疼痛；頸、腰、膝關節的退化性關節炎；脊椎滑脫、坐骨神經痛；脊椎壓迫性骨折；骨折後的肌肉無力；關節攣縮；類風濕性關節炎；僵直性關節炎；痛風關節炎；脊柱側彎；人工關節置換術後；其他關節疾病及它的後遺症。

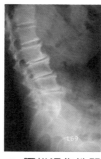

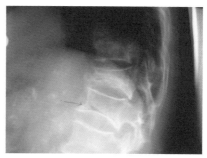

▲ 腰椎退化性關節炎的 X 光片。

▲ 腰椎壓迫性骨折的 X 光片。

● 軟組織傷害

　　肌肉韌帶拉傷、扭傷、肌腱炎、五十肩（黏連性滑囊炎）、網球肘、媽媽手，電腦族、文書族或需長時間維持某一姿勢引起的頸部、上背部肌膜炎，愛爬山、愛走路、愛慢跑者的足底肌膜炎，先天性斜頸等。

● 聽聽另一個意見

　　任何不需要或不知道需不需要手術治療的肌肉、骨骼、神經疾病，都可聽聽復健科專科醫師的意見。

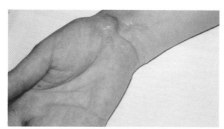

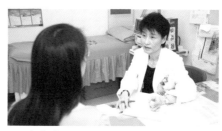

▲ 肌腱瘤是軟組織傷害的一種
圖中的手腕處可明顯看到隆起的肌腱瘤。

▲ 有任何肌肉、骨骼、神經方面的問題，都可求助於復健專科醫師。

怎樣陳述病情最正確？

「看病」應該是醫師與患者雙向溝通的互相關係，患者要針對這次來看病的「重點主題」如：哪個部位疼痛、哪個部位不舒服，清楚的告知醫師。因為有許多患者（年齡層從 10 幾歲的青少年以及 40、50、60 歲的青壯年，甚至 70、80、90 歲的爺爺奶奶們）會把今天之前包括童年時期的摔跤、被爸爸或媽媽「輕輕地」打屁股的童年往事和所有曾經發生過的不舒服、不愉快事蹟累積起來，好像擋不住的土石流一樣，好不容易找到一個出口便口沫橫飛、一股腦兒的「傾巢」而出，讓醫師有招架不住、喘不過氣來也抓不到重點的困擾。

針對這次看病的重點和主題來主訴是很重要的，比如說：患者才把頸部的不舒服說到一半，醫生正在很努力記錄頸部的病歷時，他已跳到另一個部位繼續訴說（這時他的話題已跳到膝蓋了），當然他是不管醫師還在寫什麼的啦（有的患者甚至以為，只要醫師寫字就是在開藥單，即時中斷原來的話又硬塞進另一句話：「醫師，我胃不好記得開胃藥」），然後當醫師問他「頸部」的問題時，他回答的是「膝蓋」，好不容易要問「膝蓋」時，他又跳回「頸部」，甚至跳到背部、腳部……，所以常常一個早上或下午我都處於糾纏不清、停滯不前的問診階段，到最後根本不知道最

需要優先治療的到底是哪一部位？哪一疾病？一切是那麼徒勞無功、甚至一團糟，簡直是在浪費醫病雙方的寶貴時間，也讓後來的求診者枯坐候診的時間變得更長更久而已。

當然也有遇到一些坐在醫師面前頭低低的、帶著羞澀的表情，老半天不說一句話的病人（有些還是成年人呢！），反而讓一旁陪同而來的配角口若懸河、滔滔不絕的訴說著與自己無關痛癢的痛覺和病情，總而言之，比主角更像主角。

我還遇過一些也算蠻有趣的病人──當主角正要開口說話，才說兩個字而已，配角就搶著幫他更正、修正、接話、甚至向主角使眼色、偷偷拍打他的不明顯處或偷偷拉一下他的衣服制止他講到一半的話（我也配合得很好，假裝沒看到。我不知道為什麼有些話不能告訴我），諸如此類的場景好不熱鬧啊！

若是碰到比較有個性的主角，那就更有得瞧了！診間立時變成他倆的互罵口舌戰場！此時為了不影響下一位患者候診的權益，通常我會面帶微笑、很有禮貌的請他們「另闢密室」商討出一個結果後，才進來繼續看病。

※ 不要只說：「蠻久」、「很久」、「一陣子」 ※

至於「疼痛了多久？」、「大概幾天了？」、「幾個月了？」、「幾年了？」這些都要用數目字表達清楚。因為罹病時間的長短對於診斷很有幫助，這非常重要，所以千萬不要只是說：「蠻久了」、「很久了」、「好一陣子了」……，由於每個人心中的「很久了」、「蠻久了」的標準答案都不一樣。

有時患者跟我說「很久了」，我就開始心中堆滿問號→→「？？？五千年文化？？」，盤算著：「到底是幾個月？」，可是追問下去，她的「很久」原來答案只有「兩個星期」，有的回答更離譜──「兩、三天」。

通常第一次來看診，我都會這樣問：

「請問哪裡不舒服？」「這種情形有多久了？」

不同的患者，有不同的反應，以下你將會看到五花八門的答案。

▨ 清楚說明不舒服部位 ▨

醫師問：請問哪裡不舒服？

患者一：（沉思了一陣子）……我……說不出來。
（我的天呀！說不出來？我怎樣看啊！）

患者二：全身都不舒服，我得了什麼病？
（媽呀！我又不是算命的。）

患者三：全身都不舒服。
（拜託！給我一點方向的指引，一點點就夠了。）

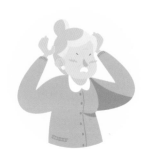

患者四：和以前一樣……
（我馬上翻病歷，可是病歷是一本薄薄的新病歷！什麼都沒有！）

患者五：這裡？（面對著我，但是手很努力的在自己身體背後遊走。）
（他們如果不是以為我的眼睛會透視，就是以為他們的身體是透明的。）

患者六：這裡。（馬上站起來往我身上摸。）
（幸好我閃得快！不過也有失敗的例子。）

▨ 明確告知病程時間 ▨

● 門診實況 1

醫師問：這種情形有多久了？

患者一：以前就有。　　　患者九：結婚後才有。

患者二：最近才有。　　　患者十：上次懷孕時。

患者三：一直都有。　　　患者十一：生完第一胎時。

患者四：有一段時間了。　患者十二：生完第二胎時。

患者五：有一陣子了。　　患者十三：當兵時。

患者六：很久了。　　　　患者十四：自從上次摔跤後。

患者七：蠻久了。　　　　患者十五：去日本玩回來後。

患者八：沒多久。

若仔細再追問下去，你可能不會相信，病程時間的範圍竟然可以從短至一小時、長到三十年都有。

以上這些都是只有當事人自己才知道的特別日子，所以不要以為別人也都知道、都有默契。猜謎般的答案對病情可是一點幫助也沒有，所以最好是一開始便把「時間」（甚至是大概的時間也可以）和「不舒服的部位」說清楚。

或許讀者會認為我為何不直接用下述的方式來問呢？（我……當然有用過啦！）

● 門診實況 2

醫師問：這種情形有幾天了？（如果我這樣問，將會得到下述的回答。）

患者一：什麼！哪是只有幾天！都痛幾個月了！

患者二：什麼……！從小就痛了！
（他沒說是從幼稚園或國小？國中？高中？……）

患者三：沒那麼短，不是幾天，是好久了！
（又來了，還是用好「久」來回答。）

● 門診實況 3

醫師問：這種情形有幾個月了？（如果我這樣問，將會得到下述的回答！）

患者一：哪有那麼久，才幾天而已！

患者二：哼……！昨天才開始的！（哼！可是生氣了。）

患者三：不只幾個月了，是好久了！
（還是用「久」回答，堅持不說出時間。）

患者四：大概好幾個月了！（等於沒回答！）

患者五：都好幾年了，哪是只有幾個月？

雖然我已行醫四十多年了，面對病患的問診技巧應該幾乎已到達無懈可擊的段數，但還是遇到喜歡「玩數字捉迷藏」的高手，所以如果用事先預設好的年、月、日單位來問診，我可能會一直不停的接到病人拋過來的「委屈」、「哀怨」、「責備」、「生氣」的眼神。

因此經過多年磨練和經驗累積，結論是：「這種情形有多久了？」的問法，是得到最少爭執和最好效果的問診方式。

▨ 扼要說出
「幾天」、「幾個月」、「大概」、「大約」 ▨

「疾病時間的長短」對診斷真的很重要、很有幫忙，所以看病時記得簡單扼要的告訴醫師「幾天」、「幾個月」或「幾年」，若不記得確實的時間沒關係，「大概」或「大約」也可以，只要讓醫生有個方向就可以了。

「主要問題」、「病程時間」和「不舒服或疼痛的部位」是每一位問診醫師最想知道的內容，所以看病是必須雙方互信、坦誠合作才能一起對付疾病，戰勝病魔，以期早日康復。

復健科和其他科有何不同？

　　復健科與其他科最大的不同在於，有些病情需要配合復健科的物理治療和職能治療。端視病人的情況，不同的診斷有不同的治療和處置。

　　因為患者在接受治療初期，幾乎每天都需要來醫院報到，感覺上挺麻煩的，很容易讓患者失去接受治療的意願和耐心，因此我常提醒患者：

　　「我們做許多事情都是幫助別人，只有接受復健治療才是真正幫助自己，使自己身體健康。況且有些疾病的治療有其黃金時期，如果等到有空閒時才接受治療，恐怕黃金時期已錯過了，日後再用多少金錢也無法彌補這樣的身心損失。」

　　診間其實不是一個「絕對」嚴肅的地方，也有輕鬆愉快的一面。我記得有一回在幫一位女性病患做背部檢查時，她是背對著我站著，我則是坐在她的後面觀察她慢慢把背往前彎下的情形，當檢查結束時，我例行的說：「請坐下」，沒想到她竟往我大腿一坐，同時間，我還沒回過神，便聽見護士小姐尖叫著說：「不是坐大腿，是坐在妳那張椅子。」此時我看到的是一張尷尬、羞紅的臉。

　　老實說，如果她不是女性，我還真會以為她要吃我豆腐呢！這樣的診間趣聞與醫病互動讓我印象深刻，也覺得又是輕鬆愉快的一天呢！

▧ 物理治療和職能治療 ▧

復健治療是一個團隊工作，最完整的復健治療團隊包含物理治療、職能治療、語言治療、心理治療、社會工作等。而一般最基本的是物理治療和職能治療兩者。

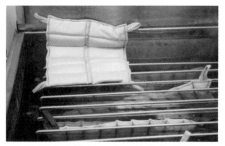

▲ 物理治療的項目中，熱敷是很常用到的一種。簡易的熱敷，患者在家中也可以自己 DIY，只是千萬要小心不要燙傷。

● 物理治療的項目

有治療性冷敷與熱敷、紅外線、低能量雷射治療、石蠟浴、超音波、磁場治療、短波、牽引、循環治療、向量干擾（需自備電療片）、微波、上肢水療、下肢水療、全身水療、電刺激，和一些與運動有關的治療，如：傾斜台訓練、被動性關節運動、牽拉運動、運動治療、肌力訓練、耐力訓練、顏面按摩、鬆動訓練、姿態訓練、促進技術、平衡訓練、義肢訓練肌肉等速肌力訓練、行走訓練、移位訓練等。

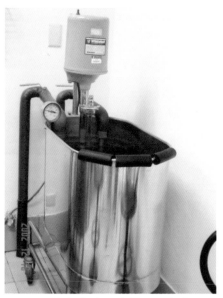

▲ 這是做水療時用的儀器。水療屬於物理治療的項目，可分上肢水療、下肢水療和全身水療。

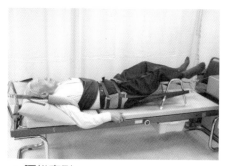

▲ 腰椎牽引
專門治療椎間盤突出或腰椎退化性關節炎引起的坐骨神經痛。

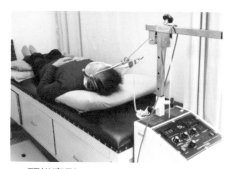

▲ 頸椎牽引
專門治療頸椎椎間盤突出或頸椎退化性關節炎壓迫神經的患者。

● 職能治療的項目

比較偏重上肢的復健治療。有日常生活訓練、運動知覺訓練、掌指功能訓練、協調訓練、知覺認知訓練、感覺刺激治療等。

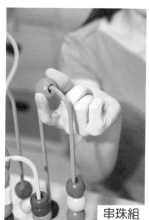

串珠組

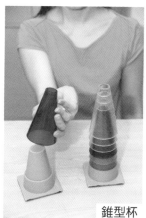

錐型杯

▲ 串珠組與錐型杯都是專門訓練手部損傷或中風引起的神經性手部癱瘓。

復健科常用哪些藥物？

高血壓、糖尿病、腦中風等病患依個人病情需要，應長期規律使用藥物來控制病情。同樣地，骨骼、肌肉病變的患者則視病情需要可以考慮投以口服藥物輔助，而常用的藥物包括非類固醇抗炎藥、肌肉鬆弛劑、保護胃的制酸劑。

用藥之前如果曾經有過藥物過敏的病史，應記住藥名主動告知醫師。

復健科常用的藥物

類別	藥品	說明
非類固醇抗炎藥	Diclofenac Celebrex	它的作用不是只有止痛，而是具有一定程度抑制身體組織發炎的效果，減少正常肌纖維的損壞。
肌肉鬆弛劑	Mobic	急性的骨骼、肌肉挫傷扭傷等，肌肉鬆弛劑可以幫助緊繃的肌肉放鬆、減低疼痛、安定情緒。
保護胃的制酸劑	制酸劑	它的作用是中和過剩的胃酸或抑制胃液的分泌，使胃酸酸度降低，保護胃黏膜不受胃酸侵蝕胃壁。

● 非類固醇抗炎藥物

有時因病情需要，可能會同時合併使用一些非類固醇抗炎藥物。「非類固醇抗炎藥」因名稱中有「抗炎」兩個字，讓很多人乍聽之下以為是抗生素，抗生素是用來殺細菌的，非類固醇抗炎

藥則是一種完全與抗生素無關的消炎藥，它的作用不是只有止痛，而是具有一定程度抑制身體組織發炎的效果，減少正常肌纖維的損壞，大多數人一聽到「消炎藥」便以為是抗生素或自認為它只是為了止痛而拒絕服用。

當病情需要時，最好是配合醫師的指示來使用，一旦病情改善時，醫師會幫你停藥，絕對不用擔心，因為這種藥是不需要服用一輩子的。

非類固醇抗炎藥物有時會引起胃腸道的不適反應，所以曾經有過胃腸道疾病的人服用後會有胃痛現象，甚至引發胃潰瘍或十二指腸潰瘍，幸好目前市場已開發了新的非類固醇抗炎藥：選擇性第二型環氧化酵素抑制劑（cox-2 inhibitors），這類藥物只針對發炎部分作用，明顯的減少了對胃腸道的不適反應，對需長期服用者不啻是一大福音。

● 肌肉鬆弛劑

骨骼、肌肉的病變會伴有疼痛感，疼痛會使肌肉繃緊，肌肉繃緊會使疼痛更痛，如此惡性循環下去會使病情更惡化。所以急性的骨骼、肌肉挫傷扭傷等，肌肉鬆弛劑可以幫助緊繃的肌肉放鬆、減低疼痛、安定情緒。

對某些病人可能會導致白天昏昏欲睡、精神無法集中的副作用。若有這樣的情形，回診時一定要告知醫師，通常只要停藥不吃，昏昏欲睡的情況即可改善。

● 制酸劑

顧名思義，它的作用是中和過剩的胃酸或抑制胃液的分泌，使胃酸酸度降低，保護胃黏膜不受胃酸侵蝕胃壁。

隨時保持挺胸收小腹

　　復健科的物理治療、職能治療、藥物治療都只是治療的一部分，其實最重要、也是在我行醫生涯中一直不厭其煩、苦口婆心對病患、對朋友一再耳提面命的提醒、解說及示範（這些就是導致我「失聲」的元兇），而他們也一再的很快便忘記我的建議與叮嚀。最讓我傷心的是，我已經陳述得淋漓盡致了，居然仍說我「沒講」（我真是差點吐血！），還有更妙的是有極少數的病患向我的上級投書說我「不說話」，幸好我的上級都是一些很明理的人。

　　這些提醒、建議、叮嚀或示範，其實都只是一些簡單的日常生活細節，若能執行到位，就能讓身體保持健康。

❶ 醒著的任何時間隨時提醒自己保持挺胸收小腹，這是維持軀幹力量的最佳方法。

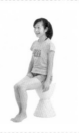

❷ 做任何事情要養成每半小時休息輕鬆一下。

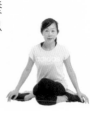

❸ 做做伸展運動、舒絡一下筋骨。

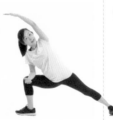

❹ 隨時保持姿勢的正確。

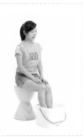

至於如何做伸展運動、如何舒活筋骨、又該如何養成隨時保持正確的姿勢而又不那麼快把它忘記，就是寫這本書的目的，後續章節都將一一詳解。

每天至少運動半小時增加肌耐力

當然，為了預防此類疼痛和延緩退化性關節炎的發生，除了日常生活細節要注意，最好還是要靠自己的毅力，持之以恆維持每日半小時的運動，不僅可增加全身肌肉的耐力及力量，還可增加關節的柔軟度和身體的免疫力，保持最佳的健康狀況，讓生活過得更有品質。

舉例來說，像我到今天還是保持著十年如一日的習慣──每天半小時的晨泳，管它寒流、颱風（只要出得了門，路上沒有危險）來襲，也阻止不了全家每天的例行功課，照去不誤！

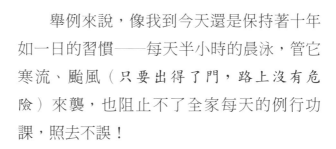

PART2

▼

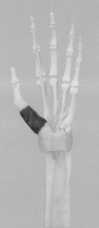

▲ 手部關節圖

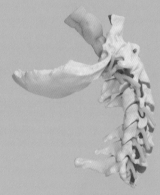

▲ 頸椎側面圖

復健科
常見的疾病 ▶

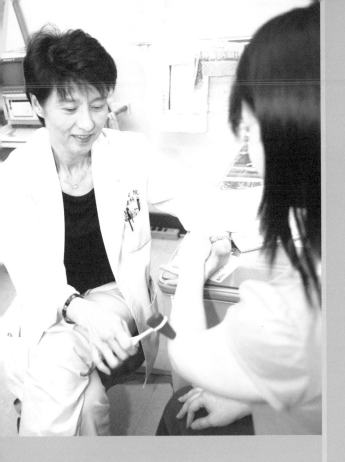

REMEDY

　「疼痛」是疾病開始的訊號，尤
其是肌肉骨骼傷害問題。本單元整合
復健科常見的疾病，並逐一解說各種
與復健科相關疾病的症狀、成因、診
治、復健科的物理治療、職能治療、
藥物治療等內容，讓民眾在面對日常
生活會造成傷害的動作，可快速找到
答案知道該如何面對問題及配合治療，
使病情不繼續惡化下去，達到「預防
疾病及促進健康」的目標。

復健診療室

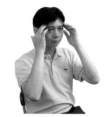

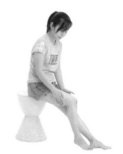

▲ 疼痛是身體發出的求救警訊。

　　「這裡痛、那裡痛」幾乎每天都聽得到、看得到，是占復健科門診最大宗的疾病。「疼痛」其實是一種自我保護的防禦系統，因為感覺到疼痛，才會讓我們去看醫師，尋找問題所在。

　　記得我的老師曾把一個有感覺神經受損的患者做臨床示範，患者一邊和他聊天一邊抽菸，當手中的菸慢慢延燒到手指時，在場的我們都替他捏把冷汗，可是患者完全沒有抽手躲避的動作，任由香菸繼續燃燒到手指頭，所以疼痛真的是保護我們不受傷害的防禦系統。

▲ 疼痛可透過理學檢查，鑑定病因對症下藥。

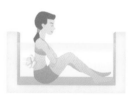

▲ 泡熱水澡可減緩肌肉痠痛。

　　疼痛是「非常」個人主觀的感覺，每個人對痛的描述及詮釋都不一樣，相同程度的疼痛可因個人不同的感受而有不同的表達，幸好引起疼痛的原因會因不同的年齡有不同的原因，同時醫師又可從理學檢查的結果，配合各種的發現，理出一個診斷，再來對症下藥。

░░ 精神官能症 ░░

　　有些疼痛非常普遍的、持續的存在於情緒容易緊張、不安的人，如患有精神官能症的患者，這些患者容易引起自律神經功能

過分的亢奮、失調進而引起肌肉的長期緊張，所以患者會感受到身體長期疲倦、肌肉酸痛、無力、失眠、頭暈、心跳快、腸胃不舒服等症狀，而症狀是時好時壞。

這些患者幾乎都強烈的意識到自己有心理或身體的不舒服，每天積極的四處尋求醫療，雖然再三的做了各種醫學檢驗，卻無法檢查出身體哪裡有病。

因生活環境的壓力和心理因素，精神官能症在台灣算是相當普遍的疾病。所以當有任何身體、心理症狀的人，經一再的檢查仍然找不出問題時，應當求助精神醫療，找出它的原始疾病類別並給予正確的治療，才是良策。同時<u>可試著多運動、泡溫熱水來放鬆自我，減少焦慮與肌肉酸痛</u>。

帶狀泡疹

帶狀泡疹也稱「皮蛇」，在復健科也是一種蠻常見的疼痛，它是因水痘帶狀泡疹病毒所引起的一種皮膚病變，疼痛部位有些是「這裡痛」有些是「那裡痛」，但不外乎在頸神經、腰部神經、肋間神經、三叉神經部位，亦可以生在腰、腹、四肢及耳部等處的皮膚，發病的初期，皮膚完全沒有異樣，只有局部神經痛表現，遇到這種情形除了處方止痛藥外，一定要提醒患者，要密切的門診追蹤；回家後要每天檢查皮膚找水泡，一旦水泡出現了，確定診斷後，需口服及外用抗病毒藥物及轉介皮膚科。

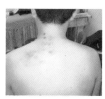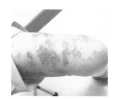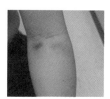

▲ 帶狀泡疹常發生的部位：背部、四肢和腰部的皮膚。

脊柱

SPINE

　　從頭顱下方的頸椎開始一直到尾椎，稱為脊柱（俗稱龍骨），脊柱是由 33 個脊椎體、23 個椎間盤構成，椎間盤位在兩個脊椎體之間，主要功能是幫忙脊柱吸收和分散外來的衝擊力，脊柱區分為頸椎、胸椎、腰椎、薦椎和尾椎。其中以頸椎和腰椎最容易發生病變及產生症狀。

▨ 頸、腰椎症候群最常見 ▨

　　頸、腰部位的疼痛是每天門診占最大部分也是最常見、最普通的疾病，其中 60 ～ 80％是發生在成人身上，又以 30 ～ 50 歲的人占最多，現在因電腦的普遍，因此連小學生、十幾、二十歲的大、小朋友通通都會有這種不舒服。

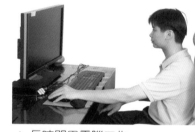

▲ 長時間用電腦工作，容易造成頸部、腰椎的不適。

　　除了極少數的疼痛是因腫瘤引起且可能會危及生命、影響生活外，大部分的疼痛是既可避免、又可治癒且幾乎不會留下任何後遺症。

　　問題是 30 ～ 50 歲的人正好是社會、家庭的重要支柱，因此對患者本人、家庭或他的雇主多少已造成生活和工作上相當程度的影響與不便，而疼痛的拖延會讓心情低落，拖得愈久心情愈壞，生活品質連帶受影響，有時這就是憂鬱的開始，所以一旦發生，最好是愈早治療愈好，當然配合著隨時防範、避免一再的發生是最理想的。

▨ 不同年齡有不同發生原因 ▨

頸、腰的疼痛在不同的年齡有不同的原因，以脊椎病變為例：

10 歲以下
椎間盤炎、脊髓脊膜膨出症、骨母細胞瘤、白血病、先天性駝背和先天性脊椎側彎、肌膜炎。

10 ～ 20 歲
脊椎滑脫症、駝背、肌膜炎。

20 ～ 30 歲
椎間盤受傷，包括椎間盤突出、脊椎滑脫症和脊椎骨折、肌膜炎。

30 ～ 40 歲
頸、腰椎椎間盤突出或退化、肌膜炎。

40 ～ 50 歲
頸、腰椎椎間盤突出或退化、脊椎滑脫合併神經痛、肌膜炎。

60 歲以上
脊椎腔狹窄，椎間盤退化、椎間盤突出、脊柱不穩、腫瘤。

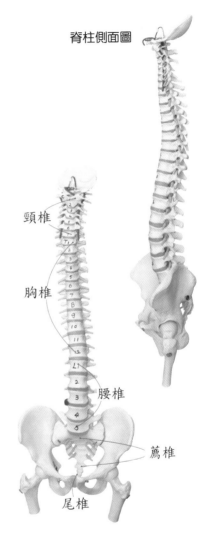

脊柱側面圖

頸椎

胸椎

腰椎

薦椎

尾椎

▲ 人體的脊椎構造與排列（由上而下）：頸椎 7 節；胸椎 12 節；腰椎 5 節；薦椎 5 節（已融合沾黏在一起）；尾椎 4 節（已融合 在一起）。

頸部

NECK

頸椎
症候群

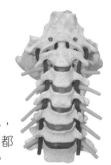

▶ 脊椎正面圖
除了第1、2節外，
其餘每節椎體間都
有椎間盤間隔著。

腰椎症候群 // 小檔案

好發族群	任何年齡和族群，只要是常常忘記更換姿勢者都有機會發生。
症　狀	疼痛從後腦勺的頭骨下緣往下延至兩側肩胛骨內側和中央部位的椎骨旁肌肉和提肩肌。
易發季節	任何季節都可能發生
禁　忌	急性發炎期避免運動

░ 症狀 ░

　　疼痛從後腦勺的頭骨下緣開始，一直往下延至兩側肩胛骨內側和中央部位的椎骨旁肌肉和提肩肌，不動時症狀還可忍受，動的時候很痛，有些人還會合併有頭痛的症狀。這些症狀若一直持續，會讓人有情緒不穩、注意力不集中、容易疲倦、睡不好的連鎖反應，嚴重者根本無法工作。

░ 成因 ░

● 肌肉、肌膜或韌帶的急性發炎

　　所有發生在頸部周圍的不適都統稱為頸椎症候群，大部分是因肌肉、肌膜或韌帶的急性拉傷所引起，患者可以在沒有任何警訊或曾經有受傷的情形下突然發生，也可以因一次突發意外創傷或拉傷引起。

⊗ 診治 ⊗

如果疼痛的來源經醫師檢查後，的確是因肌肉、肌膜或韌帶的拉傷引起的發炎，治療的方法有休息、藥物、輔具（如護頸圈或頸托穿戴在頸上可支撐頭部的重量，減少發炎肌肉的重量負擔，讓肌肉暫時休息一下）和物理治療（如熱敷或電療）。若患者過去並沒有胃炎、胃潰瘍的胃腸毛病，也沒有對藥物過敏的病史，可考慮使用非類固醇抗藥物、肌肉鬆弛劑把症狀減緩。

頸椎症候群是一種可以完全治療好的疾病，唯平常要養成每30分鐘替換一下姿勢的習慣，拉拉筋做做運動，讓疲乏的肌肉不要被不眠不休的持續動作而重複拉傷引起疼痛。（參考本書第227頁的運動項目）

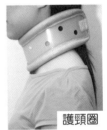

頸托　　護頸圈

⊗ 保健 DIY ⊗

★ **使用輔具**：站著或坐著時，可暫時使用柔軟的頸托或護頸圈來支撐頸部，使用頸托的目的是限制頸部的大活動和支撐頭部的重量。

★ **休息**：當然如果實在太痛了，躺下休息絕對能幫忙減輕症狀。

★ **局部熱敷**：物理治療的局部熱敷有時是可以自行在家 DIY 的，每天熱敷 20 ～ 30 分鐘，就有很大的治療效果，也可以將疼痛部位泡泡溫熱水，或洗澡時疼痛部位沖沖熱水，都有減輕疼痛症狀的功效，唯要注意的是千萬要小心不能燙傷。

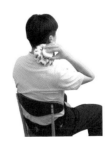

曾經有患者問我泡的熱水是不是要 100 度時，我正在寫病歷的手立刻猛然緊急煞車停筆、抬起頭、腰幹打直、耳朵豎起、睜大一雙驚慌的眼、外帶滿臉疑惑的表情看著面對著我的人，因我怕我聽錯了也深怕她是跟我開玩笑，可是她的表情很認真很期待，我只好沒好氣的告訴她說：「小姐，100 度是開水煮開的溫度，要把食物煮熟時才需要 100 度，一般手或腳的局部浸泡只要 45 度就夠了（…我愈說愈小聲…不用煮熟…）。」

★ **病情穩定時再運動**：很多患者平常並沒有運動的習慣，偏偏在肌肉有急性發炎或受傷時，卻急著現在立刻積極的去做運動，這樣一來病情會更嚴重，應該等病情穩定時再去有計劃的安排，這時才再開始運動也不遲。

我常常把這種受傷後，想立刻立竿見影似的做運動來達到治療疼痛的動機，形容為在傷口上灑鹽巴，也就是痛的地方幹嘛要讓它更痛，讓受傷的部位傷得更嚴重。

★ **每半小時變換姿勢**：通常如有配合治療，這種症狀大約一至兩週就會慢慢的改善，痊癒後平常要養成在任何情況下工作都要養成每隔半小時變換一下姿勢，因肌腱、肌膜、韌帶在任何一種靜態姿勢，維持一段時間之後將會疲勞，而疲勞在不當姿勢下工作容易引起該部位的軟體組織（如肌腱、肌肉、韌帶）拉傷而發炎。

所以短時間動一動是有必要的，當然最好能同時養成運動的習慣，運動的目的是要增加肌肉的耐力和柔軟度，這樣就可以減少疼痛再復發的機率。

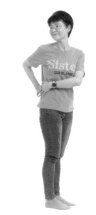

▲ 靜態姿勢維持半小時後，應起身活動筋骨，可避免軟組織發炎或拉傷。

頸部
NECK

頸椎神經根病變

頸部的脊椎與脊椎間的軟骨稱之為椎間盤，如果椎間盤被外力擠壓突出椎體外緣時，稱為椎間盤突出，年輕時椎間盤含水量很豐富很有彈性，不良的姿勢或使用不當時很容易將它擠出椎體外，當突出的椎間盤壓到從頸椎椎間孔出來的神經引起病變時，就叫頸椎神經根病變，壓到從腰椎椎間孔出來的叫腰椎神經根病變或坐骨神經痛。年輕人的神經根病變或坐骨神經痛多數是因椎間盤突出而引起。

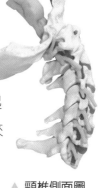

▲ 頸椎側面圖

隨著年齡的增長，椎間盤內的含水分會逐漸因退化而減少、彈性也隨之減低，所以銀髮族的神經根病變或坐骨神經痛，因退化引起的原因比椎間盤突出引起的原因要多。椎關節的椎體邊緣因退化而致骨質增生，增生的骨質或贅骨就是大家所熟知的骨刺，這些骨刺會因姿勢不良，使用不當，疲勞而壓到頸或腰椎的神經根。頸椎神經根病變和腰椎神經根病變的臨床症狀表現幾乎是一樣，所以治療的方法也幾乎是一樣。

頸椎椎間盤突出

頸椎椎間盤突出 // 小檔案

好發族群	喜歡劇烈運動者、上班族、勞動族，特別是年輕人。
症　　狀	視被壓迫的是哪條椎神經而有不同部位的痛、酸、麻現象。
易發季節	任何季節都可能發生
禁　　忌	急性神經發炎期避免運動

　　頸椎椎間盤突出是指頸椎骨與頸椎骨之間有一片軟骨，這片軟骨就叫做椎間盤。椎間盤由內層的髓核及外層的纖維構成，當椎間盤受到外來不正確的力量擠壓，而這力量是超越椎間盤纖維環所能承受的強度時，會向椎體邊緣外突出，如果被擠壓出去的椎間盤剛好靠近椎間孔神經根經過的地區，從這部位經過的神經根就剛好被壓到，臨床上可能就會有痛、酸、麻的感覺。

　　而臨床上顯示出來不舒服的部位和症狀就看是壓到哪個部位而有不同部位的表現，因壓到不同地區的神經根就有不同的徵狀，因此醫師可從患者對身體不適所做的描述，診斷出身體哪些部位出問題而需要治療。

░░ 成因 ░░

　　椎間盤的外層開始有退化的跡象時，此時若頸部肌肉疲勞或有不當的重力施加在頸部時，椎間盤的外層會被重力擠壓至有點鬆弛，嚴重時甚至破裂，突出的椎間盤碰觸到在此經過的頸椎神經時，被牽的頸椎神經就會引起不舒服的症狀。

░░ 診治 ░░

★ 避免疲勞和不正確的頸部姿勢。

★ 避免引起頸、肩肌肉疼痛的動作。

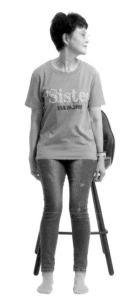

▲ 避免姿勢固定太久時間，建議每隔 30 分鐘做伸展運動。

★ 避免維持同一姿勢太久，至少 30 分鐘要變換一次。

★ 避免以上的傷害，必要時就診復健科，接受藥物治療、規律的物理治療（如：頸部熱療和頸部牽引，約需治療 6～8 週）。

▨ 保健 DIY ▨

★ 使用輔具：家裡最好有常備的小電熱敷毯和護頸圈。

★ 局部熱敷：頸部熱敷 20 分鐘，小心不要燙傷。後頸部、手臂的痛、酸、麻症狀，若一直持續完全沒有改善，第二天應盡快就診接受復健治療。

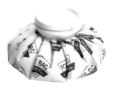
▲ 熱敷袋。

頸椎退化性關節炎

頸椎退化性關節炎 // 小檔案	
好發族群	銀髮族
症　狀	疼痛從頸部開始，沿著肩胛骨一直往手臂延伸，合併有酸麻或無力的感覺，這種不舒服的感覺可以延續到指端。
易發季節	任何季節都可能發生
禁　忌	疼痛發作時避免運動、提重物和長時間的坐著不動。

▨ 症狀 ▨

臨床症狀大致是從頸部開始覺得疼痛，沿著肩胛骨一直往手臂延伸，有酸酸、麻麻或無力的感覺，這種不舒服的感覺可以一直繼續往指端方向走，靠近頸肩部位的疼痛比較常見，接近手臂處則是痛少酸多，愈靠近指端則疼痛減少但麻感增加，有些人還會摻雜著一些很難形容的感覺。

拖延就醫的時間愈長，病情就愈有機會變得嚴重，嚴重的時候除了痛、酸、麻以外，還會有肌肉無力，接著是廢用性的肌肉萎縮，患者無論在做家事、上班、甚至寫字看報紙時會驚覺到「手怎麼沒力了」的現象。

有少部分的人除了上述的頸痛、手臂疼痛外，還會有頭痛、胸痛（胸大肌部分）、顳頜關節（位於耳朵前方的咬合關節）痛、耳朵後面，甚至臉部也會痛。

░ 成因 ░

頸椎退化會有下列的變化：

1. 後縱走韌帶鈣化。

2. 此部位曾經受過傷，雖然還不到退化的年齡，卻也會因曾受過傷而提早發生贅骨增生，有如退化關節炎一樣。當贅骨壓到脊椎神經根時，患者的症狀和退化關節炎一樣，也是要看壓到哪部位的神經根而有不同部位的疼痛表現，而醫師也是靠患者對病情所做的描述歸納出診斷而給予治療。

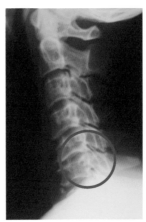

▲ 頸椎第 5 和第 6 節之間的間隙變小，前後有尖尖的骨刺。

3. 椎骨邊緣骨質增生也稱之為贅骨或骨刺，50 歲以上的人 90% 藉由 X 光檢查就可以發現，所以有骨刺並不表示椎神經就一定被擠壓到，這只是一種老化現象，其實骨刺也可以說是一種智慧的表現，既然是智慧就不用怕了，不是嗎？

◈ 診治 ◈

★ 避免疲勞。

★ 避免坐著打瞌睡。

★ 避免以上的傷害，必要時就診復健科，接受藥物治療、規律的
物理治療（如：頸部熱療和頸部牽引，約需治療 6 ～ 8 週）。

◈ 保健 DIY ◈

★ 使用輔具：家裡最好備有小電熱敷毯和護頸圈。

★ 局部熱敷：頸部開始覺得不舒服時，可
先在家做後頸部每日 20 分鐘的熱敷
（小心不要燙傷），2 ～ 3 天後症狀若
有改善，則繼續每日 20 分鐘的熱敷，
否則應在短時間內盡快就診復健科，接
受復健治療。

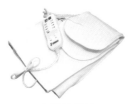

▲ 小電熱敷毯。

復健科常見的迷思──鍾醫師關鍵正解

？ 手臂、手指的酸麻或無力是不是頸椎神經根病變？

A》 手臂、手指的酸麻或無力並不是只有頸椎神經根病變才會有
的症狀，它也可以因為一些周邊神經病變的疾病，如腕隧道症候
群、或糖尿病引起，因它們也會有類似的症狀出現，偶爾五十肩也一樣
有這種酸麻無力的現象，所以曾有患者的頸椎神經根病變一直被當做
五十肩來治療，因而症狀一直沒法改善，因此詳細的問診和理學檢查是
分辨疾病的最重要步驟和最好的治療方法。

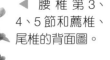
◀ 腰椎第3、4、5節和薦椎、尾椎的背面圖。

腰部
WAIST

腰椎症候群

腰椎症候群 // 小檔案

好發族群	任何年齡
症　　狀	急性腰酸背痛
易發季節	任何季節
禁　　忌	撿東西避免彎腰、避免長時間維持同一姿勢、避免背肌用力不對稱。

症狀

● 人類從爬行進化到直立姿勢的代價

　　「腰酸背痛不是病，但痛起來真是要命」。這句話真是一語道破曾經有過急性腰酸背痛經驗者的心路歷程。在平常舉手投足、一舉一動（包括咳嗽、打噴嚏、起床、刷牙、洗臉、站起來、坐下去、蹲下去、起步走），似乎是那麼的自然和理所當然，怎麼也不會想到會在剎那間有那麼大的變化，「做什麼都會痛！」有些患者甚至連最基本的呼吸牽動，也會引起刻骨銘心的背部疼痛。

　　不過說真的，腰酸背痛真的不是病，它只是一種症狀，是一種經由不同原因的疾病所表現出來的結果，也是人類從爬行進化到直立姿勢，改用兩隻腳走路和從事各種活動必須支撐體重後所付出的代價。

≋ 成因 ≋

● 全世界人口有八成以上的人曾經有過腰酸背痛

「隨時保持挺胸收小腹」，已成了我提醒身邊任何人的口頭禪了！根據文獻的統計，全世界人口有八成以上的人曾經有過腰酸背痛，顯示這種症狀發生在現代這種型態的社會裡實在是非常的普遍，而它發生的原因除了少部分是因內科疾病，如：腸胃不適、十二指腸潰瘍、腎絞痛（腎結石）引起外，大部分是因日常生活姿勢的不注意、腹背肌肉無力、過度的使用、外力傷害（摔跤、滑倒）或肌肉骨骼老化所引起。

其中不良的日常生活姿勢、不對的動作、施力的不正確佔了大多數，它們會使背部承受不了持續的壓力和不正確的外力拉扯，最後導致背肌過度負荷而引起。所以為了預防腰酸背痛，最好的方法不外乎是避免不正確的姿勢、平常養成規律的運動習慣，尤其是鍛鍊背腰部的肌肉，加強耐力與柔軟度。根據文獻的紀錄，腰椎椎間盤所承受的壓力多寡與姿勢有關；例如，一個 70 公斤的成年人，他的第三腰椎椎間盤承受的壓力在不同的姿勢是這樣的：

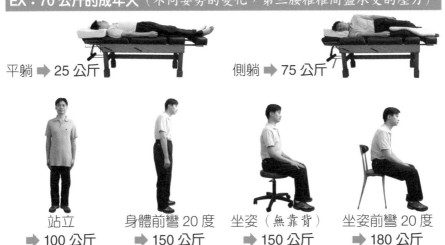

EX：70 公斤的成年人（不同姿勢的變化，第三腰椎椎間盤承受的壓力）

平躺 ➡ 25 公斤　　側躺 ➡ 75 公斤

站立 ➡ 100 公斤　身體前彎 20 度 ➡ 150 公斤　坐姿（無靠背）➡ 150 公斤　坐姿前彎 20 度 ➡ 180 公斤

從以上的數據分析，就可以解釋為什麼久坐不也會腰酸背痛，道理就在這裡。

░░ 診治 ░░

「疼痛」是疾病開始的訊號，尤其是肌肉骨骼，不論是在運動中或在一般的日常生活動作中，只要疼痛一發生，必須採取以下措施：

① 首先要做的事情就是「立刻」停止正在做的運動或放下能暫時停止不做的工作，休息和保護（可穿軟背架來輔助）同時進行，千萬不要急著去按摩或推拿，以免加重進一步的傷害。

② 如果不是出血的傷害，局部熱敷可減緩症狀。

③ 如果疼痛一直持續或間歇的隱隱作痛，最好還是找合格的、有經過復健訓練的專科醫師給予詳細的診察、診斷和治療。

░░ 保健 DIY ░░

★ 搬重物或撿取地面上的東西時，儘量以彎曲膝蓋取代彎腰：為什麼呢？以釣魚的動作為例，當魚兒上鉤時，為了要把上鉤的魚兒釣起，從槓桿原理知道，手臂的力量會因拉扯魚線不自覺地加強用力，而手臂力量與持續使用的時間成反比，所以手臂會因拉扯魚線的時間愈長愈覺得無力，這時候如果還要勉強的撐下去，就有機會把手臂的肌肉、肌腱拉傷，所以對腰部而言也是同樣的道理，彎腰往前傾時，背部的肌肉為了要保持此一向前彎曲的姿勢，不讓頭和上半身往前倒栽蔥，就會更加的加強用力，結果就造成背部肌肉過分負擔而導致拉傷發炎疼痛。

★ **減少背部肌肉過度拉扯與張力過度**：若家中的洗臉檯或料理檯太低時，可以利用一手撐住洗臉檯或坐在洗臉檯旁的浴缸邊緣洗臉、刷牙，減少站立及身體往前傾，也就是說，減少背部肌肉過分拉扯的時間和機會；在料理檯前單腳踏在小板凳上做事，每隔一段時間左、右交替交換一下，可以有效的預防身體往前傾，也是減少背部肌肉張力過度的姿勢，如果工作時間很長，必要時可利用束腰來輔助背肌。

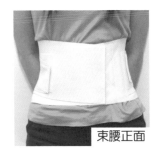

束腰正面

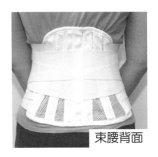

束腰背面

★ **避免背肌用力不對稱**：不可以在不對稱的姿勢下拿東西拉東西或提東西，特別是重物，如：坐在汽車前座時不可轉身往車後座取物，坐在辦公桌前不可轉身往後或俯身彎腰取檔案或資料，也不可單手提重物行走或單手提重物上下樓梯等等，打噴嚏時儘量用手抱著肚子稍微彎腰再打。

★ **避免長時間維持同一姿勢**：任何一種靜態的姿勢維持一段時間後，該部位的肌肉很容易引起疲勞，此時姿勢稍微不正確便容易把肌肉拉傷，所以無論多麼正確的姿勢也不宜長時間不動，因此，無事發呆、看電視、打麻將或操作電腦時，別忘了替自己準備一個每 30 ～ 45 分鐘會提醒你轉換姿勢的計時器。

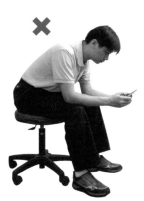

▲ 避免同一姿勢維持太久。

腰部
WAIT

腰椎神經根病變

腰椎椎間盤突出

腰椎椎間盤突出 // 小檔案

好發族群	年輕人
症　　狀	背部、臀部和大腿後外側、小腿外側到足部，也就是沿著坐骨神經分佈的區域來散播痛、酸、麻。
易發季節	任何季節
禁　　忌	避免提重物、避免同一個姿勢維持太久。

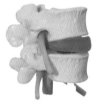

▲ 正常的椎體與椎間盤和神經。

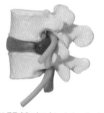

▲ 椎間盤突出（紅色部分）的脊椎。

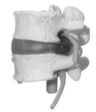

▲ 可以清楚看到突出的椎間盤壓迫到椎間神經。

症狀

　　腰椎第四、五節及薦椎第一節是身體前後彎曲活動最頻繁的地方，也是人類直立姿勢受力最大的部位，所以是椎間盤最容易被壓迫突出的地方，壓到不同的神經根臨床上有不同部位的症狀，而不舒服的範圍不外乎是集中在下背部、臀部和大腿後、外側、小腿後、外側到足部，也就是沿著坐骨神經分佈的區域來散播痛、酸、麻。

典型的坐骨神經痛，會在走路、久站、久坐、打噴嚏、咳嗽或肚子用力時會更痛，躺下或休息症狀會減輕。

⟍⟍ 成因 ⟍⟍

解剖學上腰椎椎間盤與頸椎椎間盤一樣，也是介於上下兩節脊椎椎體之間，這個看起來像小圓盤的軟組織是由內層的髓核及外層的纖維構成，椎間盤的存在是為了要吸收和平均分散脊柱所承受的外來壓力（如搬重物、跑、跳……等），具有緩衝力量的作用。

當外來的不正常壓力超過椎間盤纖維環所能承受的強度時，纖維環可能會被擠破而致無法阻擋盤中央的髓核往椎骨邊緣突出，突出的椎間盤造成腰椎或薦椎神經根在離開脊椎管時受到它的擠壓或壓迫而發生臨床上所謂的坐骨神經痛。至於疼痛部位則是與壓到不同的神經根在臨床上有不同部位的表現。椎間盤突出輕微者只有痛、酸、麻、使不上力，嚴重者下肢肌力可能減弱，膝、踝反射可能減少或消失。

⟍⟍ 診治 ⟍⟍

★ 避免彎腰搬運物品、彎腰做事和過度疲勞。

★ 避免維持同一姿勢太久，至少 30 分鐘要變換一次。

★ 疼痛持續不消時，應儘早就診復健科，接受非類固醇抗炎藥物治療和腰部牽引的物理治療（物理治療約需治療 6 ～ 8 週）。

⟍⟍ 保健 DIY ⟍⟍

★ **休息和避免會引起疼痛的動作**：要避免彎腰做事，及避免維持一個姿勢太久，30 分鐘就要變換。

★ **每日腰部熱敷和牽引**：牽引時要儘量放鬆，牽引完畢後才會覺得舒服，否則會感覺到很累和更痛。

★ **配合非類固醇抗炎藥物、肌肉鬆弛劑的服用**：約需治療 6 ～ 8 週，症狀才會逐漸的改善。

★ **避免提重物**：居然常常有人認為把東西扛在頭上就不算是提重物（**真想不通為何會有這種觀念**）。正確的說法是任何有重量的物件（**嬰兒、小孩都有重量所以也算**）只要加注於身上任何部位都算提重物。腰背的肌肉如果曾有扭傷發炎又還沒完全痊癒，此時又加重它們的負擔則病情勢必加重，所以配合避免提重物是有必要的。

★ **耐心與醫師合作**：治療的時候一定要有耐心與醫師合作才能對症下藥，少有疾病會在一兩天便完全痊癒，畢竟這些病也是生活上經年累月所來的，所以需要一段時日來解決累積的問題也是理所當然的，在這段期間最好是看固定的醫師，這樣他才能按部就班、抽絲剝繭的幫你找出引起疼痛的原因，教導你如何避免及儘量減少再次發生的方法。

★ **不要把看病當成逛百貨公司**：所有的醫生都很怕患者把「逛百貨公司的方式」引用到看病的態度上，一、兩天沒好便換一家醫院，一、兩天沒好便換一個醫生，更誇張的是早上看一個醫生，到了下午「還沒好」又去找另一個醫生，這樣一直重複下去，患者永遠是該醫師的新患者，結果吃虧的還是患者，因為他要接收來自四面八方不同的意見，導致無所適從，最後不知道哪句該聽哪句不該聽。「逛百貨公司的看病方式」還有一個壞處，萬一患者身上帶有病菌，那麼他就是各醫院來回穿插的病菌傳媒了。

★ **病情痊癒後，運動是加強身體健康的方法**：所以結論是——當發生疼痛時，休息和保護是要立刻執行，沒改善時就應去看醫生，當病情痊癒時，就要開始實行規律的運動習慣。加強身體健康的本錢就是要「運動」，養成運動的習慣真的很好，而它的好處簡直是不勝枚舉。

無論在任何年齡開始運動，為了能保持持之以恆的原則，一定要根據自己的體能狀況，選擇適當、喜愛和參與方便的運動方式，然後循序漸進、量力而為、切莫操之過急，也不要「三天打漁，五天曬網」有一天沒一天的亂做，這樣的運動很容易造成運動傷害，實在是得不償失。

運動的目的不外乎要增強、改善或維持良好的心肺功能、肌肉的力量、肌肉的耐力和柔軟度。肌肉的力量、耐力、柔軟度愈好，受傷害的機會也愈少。

因為游泳、固定式的腳踏車和快步行走，這三種運動對關節比較不會引起負重的傷害，加上它們引起的運動傷害是少之又少，所以老少咸宜，可以從中選擇自己最喜愛的，有計畫地去參與，但必須維持每週至少 3 ～ 4 次，每次 30 ～ 45 分鐘的運動時間，同時配合每週 3 ～ 4 次之腹、腰部肌力運動（如 45 度的仰臥起坐，伏地挺身等等……）及增加柔軟度之伸展操，且要持之以恆。

偶爾為之的運動不被稱為運動，它只是一種「娛樂」，娛樂對想增加心肺功能、增加肌肉的力量、肌肉的耐力和柔軟度是不會有幫忙的。此外，平日除了睡著的時間外，其它時間最好能時時刻刻的提醒自己抬頭挺胸收小腹，這也是對增加腹、背肌的力量和耐力最省事最方便的方法之一。增加腹、背肌的力量和耐力是治療腰酸背痛的重要項目之一，但一定要持之以恆才能感受到它的效果。

腰椎退化性關節炎

症狀

腰椎是銀髮族發生退化關節炎的常見部位之一，患者會有下背部晨僵（就是早上起床時會覺得僵硬不適，僵硬不適的時間不超過半小時）、長時間維持一種姿勢或搭乘長途車、長途飛機之後會有下背部僵硬和酸痛。腰椎的僵硬和酸痛經過脊柱的伸展運動和身體的溫和活動後可以漸漸地緩解。

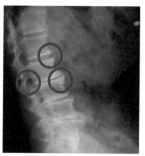

▲ 腰椎第 3、4 節與第 5 節之間的間隙已明顯變窄（突出的尖狀物為骨刺）。

但持續的、長時間的活動或增加運動量又會加重腰椎部位的疼痛，經過休息後又可得到緩解。所有的退化關節炎，包括腰椎退化關節炎，在冷濕的冬天裡，症狀會比較明顯，到了溫熱的夏天時，則比較舒緩。

成因

退化就是老化的意思，關節經過長期的使用和耗損，關節間的軟骨就會產生自然磨損變薄的退化現象，軟骨一旦變薄，關節間的

空隙就會變小，在活動時骨頭與骨頭間就會直接碰撞摩擦，這種周而復始的摩擦和刺激，最後會在骨頭的邊緣發生贅骨增生，這些增生的贅骨就是骨刺，在 X 光上看到骨頭邊緣有尖銳的突出物就是骨刺，骨刺只是一種退化的表徵，它卻讓許多人聞之變色，因此實在有必要讓大家知道它的真相（參見本書第 67 頁）。

　　退化關節炎被認為是一種不能還原的退化現象，要讓關節減緩退化的速度，在年輕時就要做到保護和保養關節，對關節過度或施力不當，都會使關節處的軟骨和滑膜被提早磨損和消耗掉。

◈ 診治 ◈

★ 必要時可配合服用非類固醇抗炎藥減輕疼痛，或選擇第二型環氧化酵素抑制劑（cox-2 inhibitors）。

★ 局部熱療，加強腹背肌、骨盆肌肉的肌力和耐力訓練，肌力的訓練最好能養成規律的早晚各做一次（參見本書 PART3）。

◈ 保健 DIY ◈

★ 避免劇烈運動和過分勞累。

★ 加強全身肌肉的力量，減少關節的受力。

★ 忌諱完全不運動、不活動，懶洋洋的坐著。

★ 每日運動 30 ～ 40 分鐘，採取短暫的運動後休息，休息後再短暫運動。

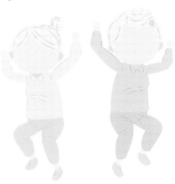

脊椎滑脫或椎體移位

脊椎滑脫或椎體移位 // 小檔案

好發族群	銀髮族
症　狀	下背部的晨僵、長時間維持一種姿勢、長時間的活動，都會有下背部僵硬和疼痛。
易發季節	任何季節。冷濕的冬天裡症狀會比較明顯，溫熱的夏天時比較舒緩。
禁　忌	避免劇烈運動和過分勞累，忌諱完全不運動，懶洋洋的坐著。

症狀

脊椎滑脫或椎體移位是 40 歲以上的另一個常見的脊椎退化疾病，常見的症狀是背部疼痛且會以發射狀的往一側或兩側臀部延伸，身體若往前傾彎時只是輕微的不適，但若往後彎則背部會酸痛，偶爾兩側小腿會有些麻，站久或走久都會感覺腰部容易酸痛、無力，坐著休息後酸痛感會減緩。所以病人在走一小段路後就必須休息一下，才能繼續走下去。此外滑脫也會引起神經壓迫，其症狀就與之前所述的腰椎神經根病變相似。

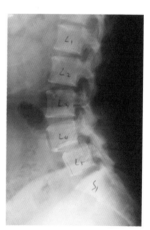

▲ 腰椎的側面 X 光片，第四、五腰椎滑脫（第一級）。

成因

脊椎滑脫好發在腰椎的第四或第五節，位於上面的椎體向身體前方前移。多發生於以不當的姿勢搬運重物的勞動者及運動員，或曾有過嚴重摔傷病史的人身上。因脊椎的椎弓受到重複的、多次的壓力而折斷，若患者在已知自己有脊椎滑脫或椎體前

移後，依然時常做一些腰部受力的工作及彎腰抬重物，則椎體前移的速度會更為加快，椎體前移的幅度若過大，腰椎的神經就會受到壓迫。

診治

脊椎滑脫分四級			
第一級 滑脫度 0 ～ 25%	第二級 滑脫度 25 ～ 50%	第三級 滑脫度 50 ～ 75%	第四級 滑脫度 75 ～ 100%

第一級是最輕微的，以保守治療即可，保守治療包括了：

★ 局部熱療。

★ 加強腹背肌、骨盆肌肉的肌力和耐力訓練（參考 PART3 的腹背肌運動）。

★ 站立、行走或坐姿時佩戴護腰或硬背架，躺著時不必穿戴。

★ 避免搬運重物。

除非保守治療效果不明顯且嚴重的影響生活品質，否則不建議手術治療。

保健 DIY

★ 避免劇烈運動和過分勞累。

★ 加強全身肌肉的力量，減少關節的受力。

★ 忌諱完全不運動、不活動，懶洋洋的坐著。

★ 每日運動 30 ～ 40 分鐘，採取短暫的運動後休息，休息後再短暫運動。

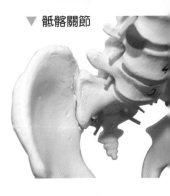

腰部
WAIST

骶髂關節炎

骶髂關節炎 // 小檔案

好發族群	僵直性脊椎炎患者、運動員、慢跑者、懷孕後期。
症　　狀	活動後的下背痛，休息後疼痛減緩。
易發季節	任何季節
禁　　忌	避免劇烈運動（如跑、跳）。

症狀

臨床症狀主要是早晨或長時間不活動或過度活動後的下背僵硬和疼痛，疼痛可以向髖部、鼠蹊及大腿放射，負重時疼痛加重。

成因

骶髂關節炎也稱為薦骨關節炎，因為骶髂關節炎所引起的下背痛只占所有下背痛的 1/250 而已（也就是 250 個下背痛的人只有一個是因骶髂關節炎引起）。一般的情形是好發在僵直性脊椎炎的患者身上（參見本書第 142 頁）。

骶髂關節的活範圍很小，女性在懷孕後期會把關節撐開、韌帶變得鬆弛而引起疼痛，但大部分在產後 3 ～ 5 個月，配合產後運動就會復原、疼痛減少。骶髂關節炎也會發生在運動員身上，跑、跳後會覺得不舒服。

▨ 診治 ▨

必要時可配合服用非類固醇抗炎藥減輕疼痛、局部熱療，加強腹背肌、骨盆肌肉的肌力和耐力訓練，肌力的訓練最好能養成規律的早晚各做一次（參見本書 PART3）。

▨ 保健 DIY ▨

★ 休息。

★ 避免劇烈運動（如跑、跳）。

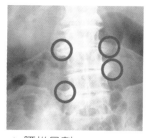

▲ 腰椎骨刺。

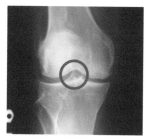

▲ 腳後跟骨刺。

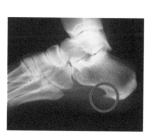

▲ 膝關節骨刺。

腰部
WAIST

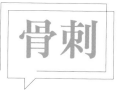
骨刺

骨刺 // 小檔案

好發族群	銀髮族
症　　狀	關節疼痛
易發季節	任何季節
禁　　忌	避免關節的不正常負重

▨ 症狀 ▨

活動愈頻繁、負重愈多、負重時間愈長的關節，它的骨刺會長得比較明顯，舉例來說：蹲著採草莓的工人、彎腰採茶的

67

時他們的膝關節或腰椎關節一定會有骨刺和某種程度的變形，這些骨刺就是軟骨被磨損了，覆蓋在下的骨質素露出來，繼續被磨損下去，因此他們一定會有膝或腰椎關節疼痛的症狀，因為這些症狀會影響日常生活，所以是需要治療的。

田徑競賽的選手或喜好跑跳的運動員，他們的膝關節和腰椎關節骨刺也會比一般不常跑跳的人明顯，但臨床上是沒有症狀的，不會影響日常生活，所以這類骨刺並不需要治療。

成因

骨刺就是贅骨增生，贅骨顧名思義就像贅肉一樣是多出來的意思。膝關節、腳後跟都可能長骨刺，在此還是要向讀者們再三的強調。

骨刺不是病，所以不要被騙「花大錢」想把與你和平共處的「骨刺」去掉。多了解一下骨刺，不要讓自己一聽到骨刺，就好像得了絕症一樣地以為到了世界末日，其實骨刺只是代表著我們的年齡和智慧（不要以為我在逗大家高興，經驗的累積就是智慧），它和我們頭上的白頭髮、臉上的皺紋一樣，每個正常人到了相當的年齡時都會出現。

只要是活動的關節就會有長骨刺的機會，特別是負重關節，如髖關節、膝關節、踝關節。關節負載的重量愈重，磨損就會愈嚴重，當然骨刺長得也愈多，因為只要是會動的關節，經過長期經年累月的使用、負重和活動時的磨擦後，軟骨幾乎都會發生一些磨損，當軟骨被磨損後，裸露的骨質受到刺激繼而骨質便會增生，而這個增生的骨質就是骨刺，也就是贅骨，至於長多或長

少，就要看它的「主人」平常是怎樣的對待關節了。我常和患者開玩笑說：您們照出來的脊椎或關節 X 光它們會說話，它們會告訴我您們過去的故事，也會告訴我您們過去有沒有善待它。

總括來說，到了某一個年齡每一個人的關節都會長骨刺，骨刺會影響到日常生活才需要治療，不會影響日常生活就不需要治療。

⊠ 診治 ⊠

有經驗的醫師從 X 光看關節骨刺的多寡，幾乎可以猜得出患者的生活習慣，進而在治療上會多給予一些日常生活的正確衛教和指導。

⊠ 保健 DIY ⊠

★ 避免彎腰做事。

★ 避免常蹲著做事。

★ 避免長時間維持同一個姿勢。

★ 避免提重物上下樓梯或爬斜坡。

復健科常見的迷思 —— 鍾醫師關鍵正解

坊間常標榜「包醫骨刺」，這是真的嗎？

A》民間有一些非主流的醫療常常鼓吹說「包醫骨刺」，也有一些醫師把頸疼、腰背疼痛通通怪罪在骨刺的頭上，非要患者開刀不可，事實上只要日常生活的姿勢多注意點，骨刺是可以與我們和平共存不會作怪的，就算萬一有壓迫到神經根，也可以循正途找合格的復健科專科醫師先接受保守治療。所以，沒有引起症狀的骨刺是不需要花冤枉錢去治療或手術拿掉的。

腰部
WAIST

骨質疏鬆

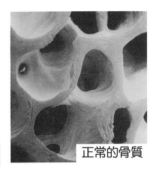

正常的骨質

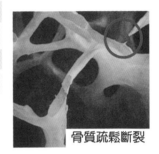

骨質疏鬆斷裂

骨質疏鬆 // 小檔案

好發族群	停經婦女、老人。
症　　狀	無，有無聲殺手之稱。
易發季節	任何季節
禁　　忌	避免菸、酒、咖啡，不要偏食。

症狀

● 無聲無息的破壞者

　　骨質疏鬆主要發生在停經期婦女及老年人身上，它是眾所皆知的「無聲無息破壞者」，在臨床上往往是沒有症狀的，直到骨頭受到一點小創傷導致骨折或斷裂時才會被注意到。脊椎、腰椎和大腿股的骨頭是最容易發生骨折和斷裂的部位。

成因

　　在青春期，男性的骨頭比女性長得長及厚實，不易造成骨折。30歲時，兩性的骨質達到最高點，30歲後骨質的耗損流失比形成多，當耗損大於形成時便造成骨質漸漸的流失，女性每年平均流失0.5～1％；男性每年平均流失0.3％。65～70歲時兩性骨頭流失率差不多，所以骨質疏鬆並不是只發生在女性，男性也會。

　　「中華民國骨質疏鬆症學會」有編譯一份中文版「一分鐘骨鬆風險評估表」，總共有19個問題，讀者可依據下列的提問回

答，勾選「是」則表示罹患骨質疏鬆症的風險性可能增高，建議您持本評估表與專科醫師討論，或到相關的醫療院所做檢測骨質密度的評估。

一分鐘骨鬆風險評估表

☐是 ☐否 1 父母曾被診斷有骨鬆或曾在輕微跌倒後骨折？

☐是 ☐否 2 父母中一人有駝背狀況？

個人因素（屬於天生且不能改變的因子）為了要讓骨骼礦物質減少狀況的發生，了解這些危險因子是重要的！

☐是 ☐否 3 實際年齡超過 40 歲？

☐是 ☐否 4 成年後是否曾經因為摔倒而造成骨折？

☐是 ☐否 5 是否經常摔倒 （去年超過一次），或者因為身體較虛弱而擔心摔倒？

☐是 ☐否 6 您 40 歲後的身高是否減少超過 3 公分以上？

☐是 ☐否 7 是否體重過輕？（ BMI 值少於 19 ）

【註1】：BMI 計算方式＝體重（公斤）÷ 身高（公尺）的平方

☐是 ☐否 8 是否曾服用類固醇藥片（例如可體松，強體松）連續超過 3 個月？

【註2】：可體松通常為治療氣喘、類風濕性關節炎以及某些發炎的疾病

☐是 ☐否 9 是否患有類風濕性關節炎？

☐是 ☐否 10 是否被診斷出有甲狀腺或是副甲狀腺過高的狀況？

女性朋友請繼續回答以下問題

☐是 ☐否 11 您是否在 45 歲或以前便已停經？

☐是 ☐否 12 除了懷孕、更年期或切除子宮後，您是否曾停經超過 12 個月？

☐是 ☐否 13 您是否在 50 歲前切除卵巢又沒有服用賀爾蒙補充劑？

□是　□否　14　是否曾經因雄性激素過低而出現陽萎、失去性慾的症狀？

生活型態
（您可以藉由生活型態的改變，減輕因為飲食或生活型態而增加的危險因子）

□是　□否　15　您是否每天飲用超過相當於兩小杯份量的酒？

【註3】：2 單位飲酒範圍＝約為 20 公克的酒精，相當於 500C.C. 啤酒（酒精濃度 4%）；160C.C. 紅酒（酒精濃度 12.5%）；50C.C. 烈酒（酒精濃度 40%）

□是　□否　16　有長期吸菸習慣，或曾經吸煙？

□是　□否　17　每天運動量少於 30 分鐘？（包含做家事、走路、跑步等）

□是　□否　18　您是否避免食用乳製品又沒有服用鈣片？

□是　□否　19　您每天從事戶外活動時間是否少於 10 分鐘，又沒有服用維他命 D 補充劑？

※ 資料參考來源：中華民國骨質疏鬆症協會。

診治

● 骨質密度的測量

　　骨質疏鬆是利用雙能量 X 光析光儀（DXA）測量骨質密度（BMD）來做為治療的指引，測量的方法是將 X 光經皮膚組織發射至骨骼，輻射線會被骨骼吸收，骨質密度愈好，骨骼吸收情形愈多，最後儀器會計算骨骼所吸收的輻射量，就能算出骨骼的密度。骨質密度測量的結果分為正常、骨質不足及骨質疏鬆，結果是正常當然最好，萬一不足或已達疏鬆，就需要積極地接受治療。

T分數（T～SCORE）是解讀骨質密度的分數，用以比較自己和平均健康成年女性的骨質密度狀況：

依T分數解讀骨質密度

T分數	骨質密度	和其他同年齡婦女比較
-1	適當的骨質密度	骨質密度位於平均值內。
-1與 -2.5	骨質流失	骨質密度比同年齡婦女的平均值低，骨折的機率是平均值的兩倍。
少於 -2.5	骨質疏鬆症	骨質密度比同年齡婦女的平均值低了許多，骨折的機率是平均值的3倍。

● 骨質疏鬆的治療

直至目前為止，仍未有方法可以根治骨質疏鬆。骨質疏鬆的治療是「預防勝於治療」。年輕時要注意骨質的保健，要保有更多的骨本留待日後使用，更年期婦女的女性荷爾蒙減少，使骨質流失更快，所以經檢查後確實有骨質疏鬆，不要遲疑早點接受治療，必要時可加入藥物治療。

目前比較常用來預防及治療骨質疏鬆的藥物，是經由美國國家食品藥物管理局（Foodand Drug Administration, FDA）核准使用的，台灣也已上市使用，這些藥物可減低或停止骨質流失，增加骨質密度，以及減低骨折的機會。

這些藥物包括：雙磷酸鹽類（Bisphosphonate）、選擇性雌激素受體調節劑（Selective Estrogen Receptor Modulator, SERM），荷爾蒙補充治療（Hormone Replacement Therapy）和抑鈣激素（Calcitonin）。如果患者已確定罹患骨質疏鬆症，醫師將會視情況選擇最適合當事人的藥物。

這些藥物的個別特性如下：

★ 保骼麗（denosumab）：是一種對人類 RANK 接受體作用的單株抗體，可抑制蝕骨細胞的型式，因此可降低骨蝕作用，提高皮質骨及小樑骨的骨量與強度。每 6 個月皮下注射單劑 60 毫克，施打於上臂、大腿或腹部。保骼麗注射需經醫師的評估使用，建議治療期間持續每日補充 1000 毫克的鈣質與 400IU 的維生素 D。

★ 雙磷酸鹽類（Bisphosphonates）於 1995 年美國國家食品藥物管理局批准用來治療骨質疏鬆，它是預防及治療骨質流失的非荷爾蒙性治療藥物，對於無法或是不願意採用荷爾蒙補充法是一個很好的選擇，這種藥物會附著於蝕骨細胞上，限制這些細胞的活動力。alendronate（雙磷屈酸）是它的學名，商品名是 Fosamax plus（福善美），在台灣許多民眾對它已有相當的熟悉程度。

★ Fosamax plus（福善美）的服用方法有一點特別，也很簡單，每週 1 次，1 次 1 粒，需要在早上空腹時，配合一大杯清水服用，服用後 30 分鐘內不可躺下，身體要保持挺直，讓地心引力和胃部的逆流對抗以減少心灼熱感，待 30 分鐘後才能吃早餐或服用其它藥物。大部分人對 alendronate（雙磷屈酸）都能適應良好，但還是有少數人會產生副作用，如噁心、消化不良、胃灼熱、吞嚥困難或吞嚥疼痛、胸口疼痛等。

▲ Fosamax plus 福善美

★ 選擇性雌激素受體調節劑（Selective Estrogen Receptor Modulator, SERM）如：Raloxifene（商品名 Evista），可改善骨質疏鬆，但改善骨質流失的效果不如 alendro-

▲ Evista

nate（雙磷屈酸）好，這種藥物會附著在雌激素接受體的各種組織上，雖然有稍微類似雌激素的功效，但不會像雌激素一樣會刺激乳房組織，所以使用它並不會提高罹患乳癌、子宮內膜癌的危險性，但會增加靜脈栓塞的機會，也會引起潮熱，偶有腳抽筋、手腳浮腫，對治療更年期引起的症狀無效。有肝臟病史或血凝結危險的女性都不適用。

★ 荷爾蒙補充治療（Hormone Replacement Therapy）是指同時使用雌激素和黃體素（progesterone）的治療方式，兩者同時使用的目的是要減低乳癌、子宮及子宮頸癌的機率。正常情況下，雌激素會壓抑骨質疏鬆的骨質溶解活動，也會刺激造骨細胞，加強腸胃對鈣的吸收，提高腎臟儲存鈣的能力使排出的鈣質減少。

▲ 雌激素

▲ 黃體素

荷爾蒙補充治療除了對骨質疏鬆有療效外，也可減少罹患心臟病、阿茲海默症（老年失智症）的機率，對更年期引起的潮紅、情緒不穩定、睡眠問題、陰道乾澀也有相當好的效果。接受荷爾蒙補充治療或雌激素補充治療，若配合規律的運動效果會更好。但長期使用荷爾蒙補充療法會增加乳癌及靜脈栓塞的機會，此類高危險族群均不適合使用此療法。有部分的人在使用荷爾蒙補充療法後可能會引起陰道流血及乳房疼痛。

▲ Miacalcic

★ 抑鈣激素（Calcitonin, 商品名 Miacalcic）是由甲狀腺所分泌的一種荷爾蒙，作用是降低蝕骨細胞的溶骨活性，可以改善骨質的密度，減少骨折，效果與

▲ Biocal 鈣片

Raloxifene 相似，但比 alendronate 和荷爾蒙補充治療差。因抑鈣激素在消化時會在胃中化掉，所以不適合口服，目前有鼻子噴霧劑的型式是經由鼻孔吸入，每天 1 次，每次 200 單位，在使用上方便許多。

⧰ 保健 DIY ⧰

● 骨質的保健：飲食和運動

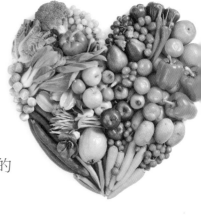

維持骨骼強健的綜合處方，包括良好均衡的營養和每天規律適量的運動。如確定已有骨質疏鬆，需規律地定時服用醫師所開立的處方藥物。

★ **飲食方面首要均衡不要偏食**：鈣質攝取每天需 1000 毫克（停經後要增加到 1500 毫克），牛奶、蛋、豆類（豆漿、豆腐等）、海鮮及魚類（小魚干、蝦子、牡蠣及蚌殼類）、黃綠色蔬菜（菠菜、甘藍菜、芥菜、馬鈴薯、南瓜、蘑菇、蘿蔔、韭菜、大蒜）、水果（柳橙、葡萄柚、檸檬、橘子、芒果、香蕉、鳳梨、草莓、脫水果乾等）、麥片、堅果類都有很豐富的鈣含量。

★ **適當攝取維生素 D**：維生素 D 是一種脂溶性的維生素，主要是幫助人體吸收及利用鈣與磷，幫助骨骼及牙齒的正常發育。陽光有啟發合成維生素 D 的作用，而行動自如的老年人通常不會有維生素 D 缺乏的問題，長年累月臥床、曬不到太陽的老人，就必須補充維生素 D 以免缺鈣。牛奶及雞蛋中含有維生素 D，魚類、肝臟、乳品、蛋黃等少數食物中也含有少量的維生素 D。很少到戶外接受陽光的人，建議每日攝取 10 微克（400 國際單位）的量，要注意的是，過量的維生素 D 會產生毒性，它會造

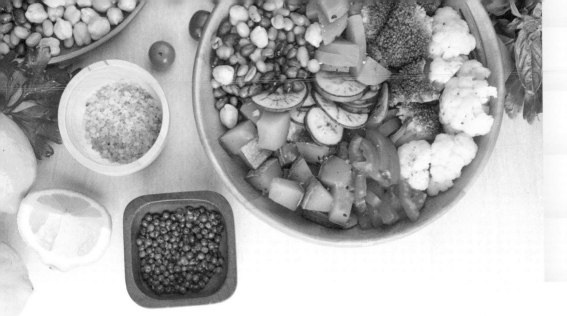

成鈣質沉積在心臟、腎臟及動脈等軟組織上，以致心、腎等器官受損，因此攝取魚肝油或維生素 D 的營養補充劑都應注意劑量，避免危險。

★ **要戒除不良的飲食習慣：**如酗酒、吸菸、嗜飲咖啡等。

★ **養成運動習慣：**年輕時就應養成規律的戶外運動習慣，首選對抗重力的運動，如簡單的步行，就能有不錯的效果，只是要持之以恆，若只是三分鐘熱度或短時間的激烈運動，都是無效的。

復健科常見的迷思──鍾醫師關鍵正解

❓ 什麼時候該做骨質密度檢查？

A》青少年時期造骨細胞合成能力強，但 30 ～ 35 歲以後會逐年降低，建議 35 歲以後自費做此檢查，早期預防骨質疏鬆會比已發生嚴重骨質疏鬆再來補救來得好。

❓ 如何做骨質密度檢查？

A》建議 35 歲以後，每二～三年定期檢測骨質密度，追蹤 2 至 3 次後可掌握骨質流失的狀態而給予適當的處置。標準的骨質密度檢測是採用雙能量 X 光吸收儀，在各醫療院所都有此項檢查。

腰部

WAIST

骨質疏鬆引起的骨折

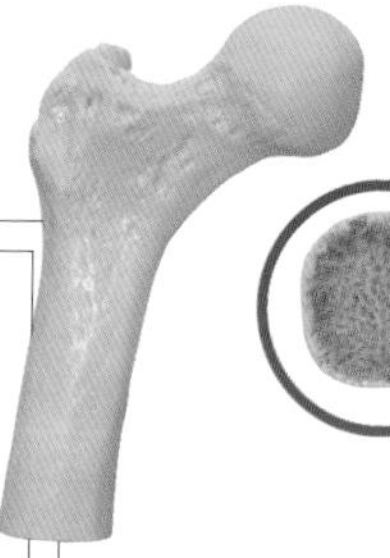

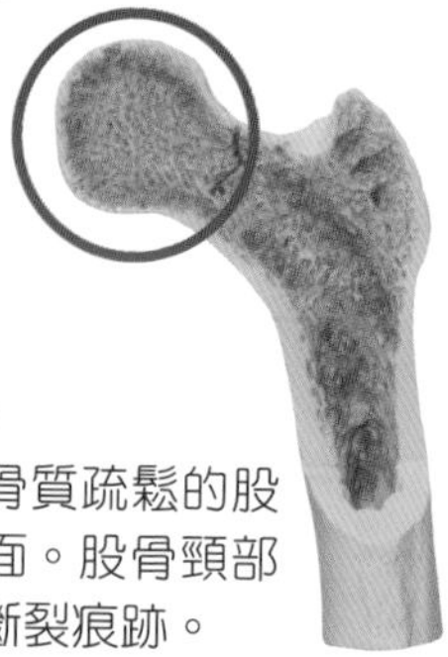

▲ **股骨**
已發生骨質疏鬆的股骨解剖面。股骨頸部分已有斷裂痕跡。

骨質疏鬆引起的骨折 // 小檔案

好發族群	骨質疏鬆嚴重者
症　　狀	骨折部位會疼痛
易發季節	任何季節
禁　　忌	避免跌倒、搬重物。

症狀

骨質疏鬆沒有症狀，所以被稱為無聲殺手。它是骨骼本身的骨質減少、骨頭空隙變大，一旦遇到輕微的碰撞或跌倒就會造成骨折。骨折部位通常多發生在髖部、脊椎和手腕。骨折發生在哪一部位，該部位就非常疼痛，輕微者只是疼痛，嚴重的除了疼痛外，也有可能造成變形或喪失行動能力。

成因

● 防範跌倒、避免滑倒

骨質疏鬆使骨質變得很脆弱，輕微的扭傷、受傷、跌倒都有可能引起骨折，骨折的部位以髖關節、脊椎及手腕部位占多數。

防範跌倒、避免滑倒是減少骨折最直接的方法，萬一不幸發生了骨折，不同程度的傷害有不同程度的治療方法。

● 不同部位骨折的治療方法

髖關節的骨折	手腕部位的骨折	壓迫骨折
需要手術固定的比較多，關節若被破壞得更嚴重時，可能就要接受人工關節置換手術。	如果只是單純的骨折，石膏固定即可，如果不幸是粉碎性骨折，那就要選擇骨外固定的手術治療了。	胸、腰椎的骨折通常稱之為壓迫骨折，大部分不需手術，保守治療即可，保守治療是指休息、藥物、背架固定等。

脊椎體側面的形狀，正常時在 X 光上看到的幾乎是呈正方形，一旦發生骨折，它的形狀則從正方形變為梯形，變矮變扁的部分是位在前方（靠肚子部分），高的則在後方（就是背部）。

骨折更嚴重時，還會從梯形壓到變成三角形，也就是說，脊椎體的前方被壓得上下兩個面幾乎已經沒有距離，貼在一起形成一個點。更嚴重的則是把整個脊椎體壓得變成薄片，甚至傷及脊髓神經，導致下肢癱瘓喪失行能力。

臨床上，患者真的「會很痛」，有些疼痛還會從背部延伸到兩側的腹部，肚子好像被一條皮帶緊緊的勒住，會很難受，除了疼痛以外，本來排便正常的人此時還會有 3 ～ 5 天的便秘情況。

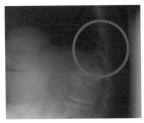

▲ 胸椎第 12 節發生壓迫骨折。

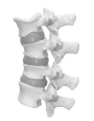

▲ 正常的脊椎體為方方正正（圖中第 4 節），其他三節可明顯看出已變形。

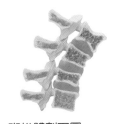

▲ **脊椎體剖面圖**
第 1 節骨折，第 2 節壓迫骨折，第 3 節骨質疏鬆，第 4 節為正常。

壓迫骨折的治療有：

① 臥床休息，利用軟便劑維持正常排便。

② 離床時，不論是坐、站、走都需要穿戴背架，避免骨折部位惡化，以及因姿勢的不正確引發新的壓迫性骨折，或加重原有骨折的嚴重度。年齡愈大骨頭癒合的時間愈慢，所以背架的穿戴至少 3～6 個月，急不得。

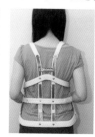
▲ 壓迫骨折的專用背架。

③ 非類固醇抗炎藥物和肌肉鬆弛劑可以有效的減輕疼痛。

④ 服用雙磷酸鹽類（Bisphospho-nates）藥物，如：福善美（Fos-amax plus）。福善美是一種抑制蝕骨細胞功能的藥物，可以補強骨質（參見本書第 74 頁）。

▨ 保健 DIY ▨

　　只有發生過壓迫骨折的人才能體會那種刻骨銘心的痛，家屬要給予精神上的支持，疼痛部位若再給予溫熱敷（約 20 分鐘）會比較舒服，不過一定要注意年紀大的人對溫度的敏感度比較差，千萬要小心不能燙傷。患者如果配合得好，疼痛會慢慢的在一個月內逐漸改善。

復健科常見的迷思──鍾醫師關鍵正解

❓ 補鈣片可以預防骨質疏鬆？鈣片怎麼挑選？補充鈣片的注意事項？

　　A》補鈣不但是可預防骨質疏鬆，同時也是維持正常的心跳、凝血及神經傳導的重要物質，衛福部建議成人一天攝取一千毫克的鈣質，而睡前補充鈣可避免因進食產生的交互作用，同時也能提高吸收率。

　　鈣片選購建議檢查成分標示以原料是天然萃取為主，生產外包裝有安全標章，又因台灣天氣較容易受潮，建議採購小量的包裝，但要切記一個重要的原則補充鈣片，務必要配合含有維生素 D3，才能讓鈣吸收。

上肢
UPPER LIMB

三角肌與旋轉肌群肌腱炎

三角肌與旋轉肌群肌腱炎 // 小檔案

好發族群	不限
症　　狀	疼痛，長期不用更會造成關節沾黏、肌肉萎縮等症狀。
易發季節	不限
禁　　忌	勿過度使用或使用不當

症狀

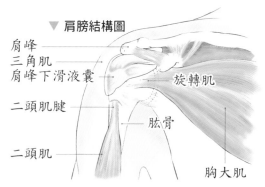

▼ 肩膀結構圖

肩峰
三角肌
肩峰下滑液囊
二頭肌腱
二頭肌
旋轉肌
肱骨
胸大肌

　　三角肌是位於手臂最上端，靠近肩膀處的一塊大肌肉。旋轉肌群則是由 4 小塊肌肉合成位於三角肌之下，這 4 小塊肌肉的名字分別是棘上肌、棘下肌、肩甲下肌、小圓肌。這些肌肉一旦使用不當引起肌腱發炎，又沒有接受正確的治療或處置，因長時間的不敢動，除了疼痛愈來愈嚴重以外，隨著長時間的廢用，關節的沾黏和肌肉的萎縮將會一一的逐步出現，所以三角肌或旋轉肌群肌腱炎也是引起冰凍肩、五十肩或凝肩的原因之一。

成因

● 重複的提舉超過三角肌或旋轉肌群的負荷

　　發生的原因，當然不外乎是過度的使用或使用不當。

81

≋ 診治 ≋

★ 休息，儘量找出引起受傷的原因，避免再度使用受傷。如果沒有辦法找出真正引起的原因，那就只好避免所有會引起三角肌疼痛的動作。

★ 局部熱敷，每天至少 1 次，每次 20 分鐘。

★ 2 ～ 3 天以後症狀如果沒有改善，則應該就診復健科醫師，以非類固醇抗炎藥配合復健治療。

★ 循序漸進訓練三角肌的肌力（參見本書第 195 ～ 202 頁的肩膀運動，也就是三角肌和旋轉肌的運動），可以減少再次受傷的機會。

≋ 保健 DIY ≋

★ 避免提舉重物。

★ 避免不當的運動和過分使力（如棒球、壘球的投手肩）。

★ 做任何運動前，一定嚴格執行 15 分鐘的暖身伸展操。

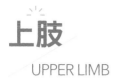

上肢
UPPER LIMB

冰凍肩＝五十肩
＝凝肩＝沾黏性
肩關節滑囊炎

冰凍肩＝五十肩＝凝肩＝沾黏性肩關節滑囊炎 // 小檔案	
好發族群	任何年齡。20 歲以下，大部分發生的原因是因強力的肩膀外傷或骨折後。
症　　狀	肩膀酸痛，活動範圍受限，晚上比白天痛，側睡壓迫到患側肩膀時會更痛。
易發季節	任何季節
禁　　忌	勿過度、重複或操作方式不對的使用肩關節附近的肌肉。

冰凍肩、五十肩、凝肩或沾黏性肩關節滑囊炎，這幾個名稱都是同一個疾病的同義詞。

五十肩是診斷時最常用的慣用語，真正的醫學名稱是沾黏性肩關節滑囊炎。當診察完告訴患者他得了五十肩時，通常會有兩個很有趣的反應。如果患者是 50 歲以上的，他會很高興的說「他賺到了」，因他已超過 50 歲了，可是如果還不到 50 歲的話，他則會很沮喪的回應說：「怎麼會呢？我還不到 50 歲呢！」。

事實上，五十肩並不只發生在 50 歲，而是可以發生在任何年齡，而發生的原因有很多種，它只是代表一個結果。

開始時，肩膀會突然覺得隱隱酸痛，靜止不動的時候雖然好一點，但也會偶爾抽痛，晚上比白天痛，側睡時壓到疼痛的肩膀會更痛。

因為肩膀在活動會非常疼痛，所以患者會不知不覺減少痛側肩的活動，又因為肩活動的減少，肩關節的沾黏就不知不覺的發生了，肩關節一旦受沾黏，肩部的活動範圍就會受限制，久而久之，限制的角度會愈來愈明顯，有時不小心動作超越了限制的範圍，傳來的是一種刻骨銘心的痛，這更讓患者小心翼翼的刻意不去使用患側。

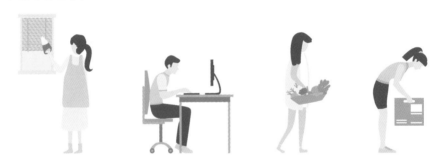

成因

● 肩關節的構造

肩關節就像一個淺淺的碗裝著一顆球，而這顆球有一半以上的面積是擠在碗的外面，是一個穩定度很差的關節，球懸掛在碗底（肩關節）完全是靠關節外附著的肌腱、旋轉肌肉群及韌帶聯繫著，肩關節的穩定度差，但又有相當大的活動度，所以是最容易受傷的關節。任何動作或運動，使用頻繁又需高舉過頭的，如果沒有很強壯的肌腱、旋轉肌肉群及韌帶配合著，時日久了，肩

關節會鬆弛（球和碗不吻合），半脫臼、脫臼，只要不小心就有機會發生。肌腱、旋轉肌肉群及韌帶也會受傷發炎，最後導致活動不順暢、關節攣縮沾黏，五十肩就發生了（參見本書第 81 頁肩膀結構圖）。

肩關節的正常活動範圍有 6 個，它們分別是：前曲（手臂高舉過頭）、後伸（手臂往背後伸）、外展（手臂往身體外側張開，繼續往頭方向舉過）、外旋（梳後腦勺頭髮的動作）、內旋（扣胸罩釦子的動作）和內收（手臂摸向對側肩膀）。（參見本書第 202 頁）

● 五十肩的前身——肩膀肌腱炎

肩膀肌腱炎的發生過程，是從不知不覺慢慢拖延而來的。而肌腱炎的發生原因則是日常生活中常常過度的、重複的或操作方式（如提舉重物、高舉過頭）不對的使用肩關節附近的肌腱肌肉，這些肌肉包括肩旋轉肌、三角肌、肩膀前的胸大肌和肩膀後的大圓肌、手臂前的二頭肌，這種傷害每一次都是微小的、不自覺的，就如冰山一角，開始時可能只是一點點的不適，讓人不會在意，就是因為不在意，所以就會重複「一再的使用，一再的受傷」，多次的傷害累積，最後就演變成臨床上會有症狀的肌腱炎了，因為動起來會疼痛，愈發得讓人不願意動，該活動的關節長時間的不動，沾黏就是在這樣不知不覺中發生了。

以家庭主婦為例，買菜、購物時提太多太重，再加上時間又長，大掃除時過度的刷洗搬重，或一般上班族抽放高處的檔案，空服員提取高處的皮箱，這些動作都有機會使肩關節附近的組織發生傷害。

● 五十肩是摔傷、挫傷、扭傷、骨折最常見的併發症

引起五十肩的原因很多，除了上述的肌腱炎外，還可以因肩膀的直接或間接摔傷、挫傷、扭傷、骨折引起，也可以因其他疾病的後遺症或併發症，如腦中風、壓迫頸椎第五第六神經根的頸椎關節炎、手部的扭傷、骨折等，都是最常見的合併症。

░░ 診治 ░░

肩膀的疼痛讓患者不敢隨便動，而長期的不敢動會讓肩關節的活動範圍變小，當活動範圍愈變愈小的時候，只要肩膀稍微有牽動，便會引起疼痛，這種惡性循環的現象會讓患者愈來愈不願意使用患側，最後日常生活的小隱私也受到影響，這些小隱私包括如廁後的清潔、洗頭洗不到後面、梳頭梳不到後面、洗澡洗不到背後、也洗不到對側的肩膀、穿褲子褲頭拉不上來、穿裙子裙頭拉不上來、套頭衣難穿又難脫等等，舉手投足幾乎都受到影響了。

五十肩絕對不會自行改善的，所以當覺得肩膀有不舒適的時候，不要心存僥倖，試著等等看，是否會自行好轉。說真的！五十肩是不會自己痊癒的，所以最好還是趁早就醫接受治療，愈早接受治療，預後愈好，治療的時間也愈短。

五十肩的治療是要想盡辦法立刻減少患者肩膀的疼痛，讓患者當天能睡一個好覺，如果肩關節沾黏得非常嚴重及疼痛，可考

慮局部肩關節腔內注射少量的類固醇，再視患者的疼痛和身體的一般狀況，決定是否同時口服非類固醇抗炎藥，當然配合積極的物理治療、肩關節運動治療和居家的運動功課是絕對需要的，在在第 84 頁的〈成因〉小節裡有提過肩關節的肌腱、旋轉肌肉群及韌帶無力是造成五十肩的原因之一，所以居家的肌力運動是不可偷懶的，只要有點耐心、不要氣餒，並配合醫師的指示持之以恆，大約一兩個月，一定會有進展，絕對不可能在一天、幾天、一星期、幾星期，或斷斷續續的治療就會痊癒的。

曾有患者氣急敗壞的跑來就診，因為其他醫師建議要手術治療，他希望多聽別的醫師的意見。最後他很高興不用挨一刀，只需要配合積極的復健運動治療，就可以達到他想要的理想結果了。五十肩最忌諱的就是拖延，拖延的時間愈長，受限的角度愈大，要回到原本的活動範圍，有時候不是那麼容易，所以請不要拖延。

░ 保健 DIY ░

五十肩患者可以在家做一些運動（參見本書第 195 ～ 202 頁），每天 3 次，每次 10 ～ 20 分鐘，每個動作重複 5 ～ 10 次，累了中間可以休息，循序漸進，切忌求好心切、貪多、貪快和硬撐。

上肢
UPPER LIMB

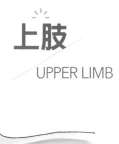

網球肘、
高爾夫球肘

◀ **網球肘的痛點**
手腕伸直肌的肌腱在手
肘部位與肱骨附著。

網球肘、高爾夫球肘 // 小檔案

好發族群	不限
症　　狀	**網球肘**：痛點是在手肘的外側，肌腱發炎時，任何需要手腕向上或向手背方向彎曲的動作都會引起疼痛。 **高爾夫球肘**：痛點是在手肘內側，肌腱發炎時，手腕向下或向手心方向彎曲時，手肘內側會痛。
易發季節	不限
禁　　忌	避免手腕不當的施力，治療期間避免運動。

　　網球肘、高爾夫球肘是因手腕不正常的用力，使手腕關節以上的伸直肌或彎曲肌，因增加額外負擔而被拉傷，導致肌腱發炎的一種肌腱病變，一般人聽到這種診斷的直覺反應是，以為網球肘或高爾夫球肘只有在有打網球或打高爾夫球的人才會得到，而沒有打這些球的人是不會發生的。這種觀念是錯的，只要是手腕使用的方式錯誤或施力不當，任何人都有機會發生，以愈早接受治療預後愈佳，因肌腱一旦退化，要完全痊癒的機率將會降低。

░ 症狀 ░

★ **網球肘**：將手臂擺在自然下垂的位置時，痛點是在手肘的前
　·方，也就是說，一旦罹患網球肘時，痛點是在手肘的外側，當
　　肌腱發炎時，手腕向手背方向彎曲時會在手臂靠近手肘的附近

引起疼痛，手肘部位會有壓痛點。平常手部完全靜止不活動時可能沒有症狀，但只要手腕有稍微的向上彎曲動作都會引起不舒服或疼痛，日常生活中偏偏許多事情都需要用到手腕伸直、彎曲的動作，所以很難配合到完全休息，這也就是為什麼網球肘不容易治好。

★ 高爾夫球肘：將手臂擺在自然下垂的位置時，痛點是在手肘的側，也就是靠近身體的手肘部位，當肌腱發炎時，手腕向手心方向彎曲、施力或搬抬重物時，手肘內側會引起疼痛，也會有壓痛點。高爾夫球肘與網球肘類似，因配合完全休息不容易，所以也是一種不大容易治好的肌腱炎。

﹏ 成因 ﹏

● 不是打球者的專利

事實上，網球肘或高爾夫球肘是一種使用手腕、手臂方式不當引起的肌腱疾病，絕不是打球者的專利！打球者可能是因求好心切想有好成績而導致受傷，一般民眾則可能因為想減少來回奔波購物的麻煩，而極盡所能用力提東西，讓手腕與手肘過度且長時間施力，最後引起手臂處的伸直肌受傷。

● 哪些動作會引起肌腱受傷？

提行李、提菜籃、提水、單手提鍋、炒大鍋菜、手洗衣服、擰乾衣服等是最容易引起受傷的日常生活小動作，偶爾健身俱樂部不當的重量訓練也會引起肌腱受傷。肌腱一旦受傷，日常生活的細微動作，如每日的刷牙、洗臉、擰毛巾、梳頭、吹吹風機，都會引起手肘疼痛，而其它更不用說了，患者會覺得很煩，因為

影響的層面太多了，如穿衣服、拉褲子、扣鈕扣、拉拉鍊、轉門把、拉門把、開門、開車、打字、寫字、使用滑鼠，甚至握拳頭、打蚊子都會痛。

運動方面如打羽毛球、網球、桌球、籃球的運球、帶球上籃、投籃或一些需要拉、扯、推、擠等的動作都會痛。當然手肘局部如果不小心被碰撞到時會更痛。

▨ 診治 ▨

● 治療並不需要開刀

網球肘或高爾夫球肘的治療幾乎是不需要開刀的，所以如果有醫師建議開刀，不妨多參考一、兩位其它醫師的意見。

治療時如有必要，可以接受物理治療：包括電療、熱療或水療，或服用非類固醇抗炎藥。頑固、難治療的，可考慮局部少量的類固醇注射。

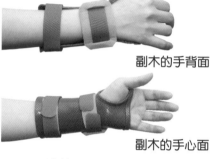

副木的手背面

副木的手心面

▲ 可以清楚看到目的在保護受傷的手腕。

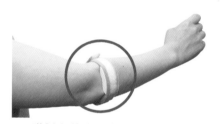

▲ 護肘上的白色部分要穿戴在痛點下2公分處。

▨ 保健 DIY ▨

★ **休息**：如果打球時非常的痛，則應該在接受治療期間暫停打球的運動；因一邊接受治療、一邊重複傷害，傷處難癒合疾病是永遠不會好的。

* **避免手腕不當的施力或使用方法**：提不起來的重物絕對不要勉強去提，就算可以提起來，也不適合提著走，應該用兩手把物件抱在胸腹前走，或用購物袋裝妥吊掛在手臂上。而平時不會在意的一些小動作，例如拿水瓢舀水、拿吹風機吹頭髮，也會對受傷後的手腕加重傷害，所以也是要避免的。

* **穿戴副木**：穿戴部位在手腕部，目的在保護及強迫受傷的肌腱休息，每 1 ～ 2 小時將副木脫下，讓手部透透氣。

* **穿戴護肘**：穿戴部位是在手肘壓痛點下兩公分處，打球（網球、高爾夫球、羽球）、做家事、提重物時最好戴著，可以避免發炎的部位繼續受到拉扯使受傷更嚴重。

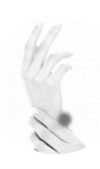

上肢
UPPER LIMB

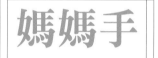

媽媽手

媽媽手 // 小檔案

好發族群	不限
症　　狀	大拇指下緣外側的手腕部分疼痛
易發季節	不限
禁　　忌	避免不當的抓握

　　職業的順口吧！「媽媽手」？女生來看病後告訴她得了媽媽手，反應還好。而男生當聽到我告訴他得「媽媽手」這個診斷時，可嚇壞了，「什麼？媽媽手！我可是男生呢！」然後差點被嗆到。

症狀

● 大拇指的外展肌發炎了

媽媽手是另一種常見的肌腱炎,是大拇指的外展肌（偶爾合併大拇指伸直肌）發炎了,既然是肌腱炎,所以只要有使用不當的情形,男女生都有機會得到。

疼痛的部位在大拇指下緣外側的手腕部分,當大拇指想向外張開或向上伸直時,通常無法伸得很直,也很難張開、無力伸直也無力張開。疼痛、無力、局部壓痛和腫脹是得到媽媽手的人共同的症狀。

成因

● 為什麼叫做媽媽手?

媽媽手的俗稱由來是這樣的——大部分發生在初次當媽媽的人身上,因初次帶小孩,許多不當的抓握如洗澡、洗頭、餵奶、拿奶瓶、換尿布等動作,在沒有經驗又緊張又累的情況下,只要重複幾次使用的不當,傷害便形成了,因為這種原因而引起大拇指外展肌肌腱炎的占了大多數,所以大家便習慣這樣稱呼。

同理,在職場上或日常生活上不當的抓、握,如水電工的修理動作,上班族的抽取檔案夾,家庭主婦的單手拿水壺、茶壺、炒菜鍋、倒茶、倒水、端餐盤、煮麵、切、剁或任何需要用大拇指協助取物、拿物的動作等,這幾個動作不論是因時間使用過長,或物件的重量超過此肌腱所能負荷,一、兩次的使用不對,肌腱炎便發生了。

〰〰 診治 〰〰

● 媽媽手不需要開刀治療

媽媽手和網球肘、高爾夫球肘一樣是不需要開刀治療的，但一旦確定是媽媽手，一定要休息和治療。治療方法有：

局部物理治療

醫師會視情況給予熱療、電療或水療。

使用非類固醇抗炎藥

如果患者並沒餵食母奶，可考慮合併使用非類固醇抗炎藥。

注射少量類固醇

真的很痛時，可以考慮肌腱鞘內注射少量一次的類固醇。

〰〰 保健 DIY 〰〰

★ **休息**：患部要休息、避免使用會引起疼痛的動作。

★ **使用輔具**：必要時可用副木固定，來達到強迫休息，至少要使用 6 週，副木每 1 ～ 2 小時可以脫下讓患部透透氣。至於睡覺時，如果戴著並不影響睡眠或沒有覺得不舒服，可以考慮戴著睡覺，當然！半夜想拿掉不戴也可以。

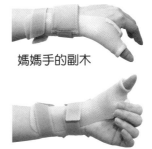

媽媽手的副木

▲ 穿戴副木的目的在使大拇指的外展肌得到充分的休息。

上肢
UPPER LIMB

彈響指、板機指

彈響指、板機指 // 小檔案

好發族群	手指經常不停重複用力彎曲、常常提重物或搬重物。
症　　狀	手指在活動開始時會有阻力，再繼續用力時會克服阻力而發生「卡」的一聲，像扣板機一樣聲音。
易發季節	不限
禁　　忌	避免不當使用手部

▨ 症狀 ▨

　　肌腱炎發生在大拇指部位的稱為「彈響指」，發生在食指至小指的稱為「板機指」。它們是因發炎的肌腱在手指與掌心部位發生沾黏，使患病的手指在活動開始時會有阻力，再繼續用力時會克服阻力而發生「卡」的一聲，像扣板機一樣的聲音，嚴重時還會有「好不容易手指彎下去了，要伸直時卻又被卡住伸不直」的尷尬、痛苦現象。

▨ 成因 ▨

● 手指彎曲肌腱炎

　　第一次聽到「彈響指」、「板機指」的人，都會覺得莫名其妙，其實它就是因使用不當而引起的手指彎曲肌的肌腱炎。如：常常用手指勾著提袋提重物、用力擰乾毛巾或衣服、剪花材、使用噴霧器、綁中國結、按釘書機等等，都是比較容易發生彈響指、板機指的人。偶爾也會發生在小朋友身上，屬於先天性的比例占很少。

⧉ 診治 ⧉

★ 短期服用非類固醇抗炎藥，減少發炎
  情況。

★ 物理治療（熱療、蠟療、電療、水療）。

★ 局部肌腱鞘內少量的類固醇注射。

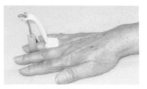

▲ 無名指扳機指的副木。

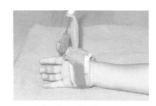

▲ 大拇指彈響指的副木。

⧉ 保健 DIY ⧉

★ 休息：暫時遠離會引起手指疼痛及卡住的工作。

★ 使用輔具：用副木固定手指，把彎曲肌腱伸展拉長，避免不當
  的手部使用方法，同時也是一種強迫患者手部休息的治療。

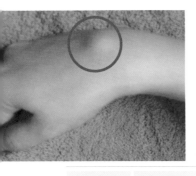

◀ 手指伸展肌肌腱瘤。

上肢
UPPER LIMB

腱鞘囊腫

腱鞘囊腫 // 小檔案

好發族群	20 ～ 40 歲的居多，女性是男性的 3 倍。長期過分的局部重複使用和摩擦，如打電腦、文書工作、寫字、蓋章、裝訂、使用剪刀的重複性動作及不當施力者。
症　狀	大部分無疼痛感。少數腕部腱鞘囊腫者會有壓痛，手腕附近有針刺感和無力的症狀。足部的只有被很緊的鞋子壓迫才會有不適的感覺。
易發季節	不限。
禁　忌	避免患病部位不當的施力或不停的重複性動作。每隔 10 ～ 30 分鐘甩甩手，讓手部活動一下。

腱鞘囊腫可發生在腕關節（手心或手背）、手指關節、腳趾、足背關節等部位。任何年齡都可能發生，但以 20 ～ 40 歲居多，其中女性患者是男性患者的三倍（也就是說，男：女比例約為 1：3）。臨床表徵主要是患病部位大部分無疼痛感，但外觀上有一顆從皮下鼓起來有彈性的腫瘤，腫瘤的大小因人而異，有像煮熟的西谷米大小，也有像珍珠奶茶的粉圓大小，會隨著肌腱活動而移動。

雖然說大部分是無症狀的，但還是有少部分的患者，囊腫會有壓痛和疼痛，疼痛在關節的極度伸直和彎曲時會加劇，也會如放射狀的往手腕近端（往身體方向）和遠端（往指尖方向）延伸，有部分患者除了疼痛，還會有針刺感和握力減少的症狀。

腱鞘囊腫如果是發生在足背，症狀會比腕關節輕很多，只有少數患者在被很緊的鞋子壓迫著或走路走久後，才會有疼痛不適的感覺。

成因

腱鞘囊腫又稱「肌腱瘤」，讀者不要被「腫」和「瘤」嚇到了，畢竟腫瘤發生在手部的是極少數、惡性的更少。在此提到的腱鞘囊腫以腕關節為例（也可在其它關節），它只是腕關節腔或腕關節背側的腕肌腱與腱鞘間隙發炎，使腱鞘液因發炎而有不正常的堆積，當堆積到某一程度時，腱鞘液會被擠壓到腱鞘囊和關節腔內，最後形成「腱鞘囊腫」或「肌腱瘤」。

肌腱與腱鞘間隙在正常情況下是含有滑液，以供肌腱滑動時的潤滑作用，但如果長期過分的局部重複使用和摩擦，如打電

腦、文書工作、寫字、蓋章、裝訂、使用剪刀的重複性動作及不當施力，使肌腱發炎，腱鞘囊腫就有機會在不知不覺中形成。在形成的初期，腱鞘囊腫摸起來是軟軟的、有彈性的，拖久了以後腱鞘囊腫才逐漸變硬的。所以醫師從摸腱鞘囊腫的軟硬度，大概就知道患者究竟有沒有拖延就醫了。

≋ 診治 ≋

活動手部

避免患病部位不當的施力或不停的重複性動作。使用電腦者宜養成每隔 30 分鐘（已有腱鞘囊腫者，則建議 10 分鐘）甩甩手讓手部活動一下。

使用輔具

輔具的使用不惜是一種強迫患者手部休息的好方法。

物理治療

患處物理治療（熱療、蠟療、電療、水療）。

肌腱瘤摸起來若還是軟軟的、有彈性的，可考慮採取用針穿刺抽出腱鞘囊內的囊液，及注入類固醇（腎上腺皮質素），但一定要配合醫師，減少引起疾病的手部勞動，休息至少六週才能有機會減少復發的機會。

其他方法治療無效時，可以考慮手術切除囊腫，唯術後還是要避免引起疾病的重複性的患部勞動及關節劇烈活動。若為腕部腱鞘囊腫，術後應儘早做屈伸手指活動，防止肌腱沾黏。

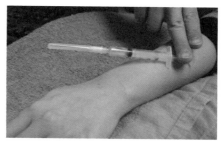

▲ 肌腱瘤診治的方法之一是抽出腱鞘囊內的囊液，必要時可考慮同時注入類固醇。

★ **熱敷**：居家每日熱敷 20 分鐘，隨之輕揉患病肌腱，往指端方向伸展，使肌腱、腱鞘放鬆。

★ **多休息**：腕部腱鞘囊腫者，手部多休息，儘量減少引起疾病的手工勞動或減少使用電腦的時間，養成每隔 10 ～ 30 分鐘甩甩手，讓手部活動和休息一下。

★ **使用輔具**：保護，使減少不必要的活動。

上肢
UPPER LIMB

腕隧道症候群

腕隧道症候群 // 小檔案

好發族群	不限
症　　狀	半夜會被手麻醒，白天又持續麻， 感覺不舒服、若有若無的腫脹感、無力、使不上力。
易發季節	不限
禁　　忌	避免會引起麻的動作，以及不當使用手部。

▶ **手部關節圖**

◀ **正中神經**
（黃色部分）若被橫腕韌帶壓著，就會產生腕隧道症候群。

※ 症狀 ※

● **手指頭會麻、半夜會麻醒！**

半夜會被手麻醒，白天又持續在麻，除了感覺非常不舒服以外，若有若無的腫脹感、無力、使不上力等等一連串的症狀干擾著生活，如果這種感

覺一直持續，一定要考慮可能是腕隧道症候群。

▨ 成因 ▨

● 是正中神經被橫腕韌帶壓著

腕隧道症候群是指上肢的正中神經在手腕部分，因長期手指手腕動作使用的方式不對、不當，而被橫腕韌帶壓著。

在手腕部分，撓骨、尺骨、多條手指、手腕彎曲肌腱、正中神經、尺骨神經平行的讓橫腕韌帶在他們的上面覆蓋著，在這個有限的空間中，只要有任何一個內容物改變它的大小，空間就會變得很擠。

神經是最脆弱的，所以最先遭殃，而正中神經是位於隧道的中央，當然首當其衝最先被影響，所以一旦正中神經被壓著，輕微者只有感覺到手麻，漸漸會有脹痛，更嚴重時還會無力，因為麻引起的不舒服，患者理所當然會少用發麻的手，而比較常用不會麻的另一隻手，久而久之，少用的手就愈會無力，最後還會發生因廢用性而導致的肌肉萎縮。多用的那一邊因增加使用的頻率，所以遲早也會有機會罹患相同的疾病。

▨ 診治 ▨

● 不是腦中風

身體任何部位只要有麻木或無力時，大部分的人就診時一律都會問自己是不是中風了。當手指頭會麻，一定要分辨這種麻到底是因頸椎的神經根被壓迫到，或是因上肢某一條神經在某一部位被壓到。腦中風罹病的部位是腦中樞神經，所以臨床的表現不是只有「麻」那麼單純，因此不要感覺到手麻便以為自己中風了。

若兩手的手腕在稍有彎曲的動作如寫字、使用電腦鍵盤、滑鼠、洗衣服、擰乾動作、吃飯拿碗、炒菜、洗頭、梳頭、打掃、搬重物或提物時都會覺得手指頭會麻，腕隧道症候群的可能性要比頸椎症候群大。

許多人只要手或腳有任何的麻感或無力都誤以為是腦中風，其實不然，腦中風在發病前，幾乎是不會有任何預兆的。腦中風侵犯的是中樞神經（中樞神經包括了大腦、腦幹、小腦、脊髓等），而腕隧道症候群只是侵犯手部的周邊神經。兩者在臨床上的表現是完全不同的，所以交給有經驗的醫師幫您做辨別與診斷。

● 要及早就醫

因此有以上的症狀時還是建議及早就醫，一旦診斷確定即應開始接受治療，治療的方法是需要多方向同時進行的。除了改變生活習慣、使用副木固定手腕使手腕能得到充分的休息，必要時可以短期服用非類固醇抗炎藥，以減少手腕局部的發炎情況，和接受物理治療（熱療或電療）。

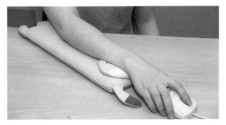

▲ 使用柔軟的支撐物，可減少腕部的壓迫。

▨ 保健 DIY ▨

★ **使用輔具**：用副木固定手腕部，避免不當的手部使用方法，同時強迫手部休息。

★ **避免不當動作**：日常生活只要會引起麻的動作儘量避免，也要避免穿戴過緊的手錶或手鍊。

★ 改變過去的做事習慣：做任何事情，養成每隔 30 分鐘（甚至 10 分鐘）活動手部一下，甩甩手，讓正中神經減少被壓迫的時間，改善局部的血液循環。

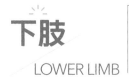

下肢
LOWER LIMB

髖關節痛

● 疼痛比較侷限在臀部的周圍

大腿骨和骨盤之間的關節稱之為髖關節。哪一側的髖關節疼痛，患者就會一直比著該側的臀部、大腿外側或鼠蹊部位。當患者在這些部位覺得疼痛時，一般都會將它當作是坐骨神經痛來治療。其實，病因是在髖關節，所以這樣治療疼痛是不會有所改善的。髖關節的疾病，其疼痛比較侷限在臀部的周圍，而坐骨神經痛除了背部、臀部會痛外，疼痛還會延伸到大腿後及外側、小腿外側，甚至到足部，也就是沿著坐骨神經分佈的區域來散播痛、酸、麻。

● 翹個二郎腿試試看！

走路時髖關節需要負重，所以當髖關節有問題時，患者只要站起來走路便覺得疼痛，更嚴重時，活動範圍會受限。想知道自己的髖關節活動範圍有沒有受影響，最簡單的檢查方法是翹個二郎腿試試看——翹的很自在很自然又不痛那真好，表示髖關節沒問題；反之不容易翹、翹的角度受限、又緊、又痛，那真的要趕快就醫接受檢查和治療。

● 需考慮其它組織病變

當這些部位發生疼痛時，其實要考慮的不只是坐骨神經，還要考慮髖關節本身和其它髖關節附近的組織病變。如：髖關節退化性關節炎、髖關節病變、髖關節骨盤附近的軟體組織發炎或病變、薦腸關節炎。若為年輕男性患者，尚要多考慮一下有沒有罹患僵直性脊椎炎等等。要分辨這些疾病，除了詳細的問診以外，就得仰賴有經驗的判斷和仔細的理學檢查了。當懷疑有僵直性脊椎炎的可能時，還要做進一步的抽血檢查。

髖關節退化性關節炎

髖關節退化性關節炎 // 小檔案	
好發族群	銀髮族、髖關節曾經有受傷或股骨曾有過骨折者。
症　狀	站立、走路、上下樓梯、爬坡的時候，因疼痛會有跛行的現象。
易發季節	不限
禁　忌	負重和蹲跪的工作、體重過重、慢跑、跳繩、爬山等。

▨ 症狀 ▨

髖關節是人體最大的承重關節，髖關節退化性關節炎是關節炎中較常見的其中一種。一旦發生退化性關節炎，患者

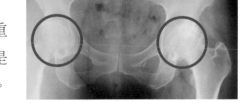
▲ 髖關節退化性關節炎。

在站立、走路、上下樓梯、爬坡的時候，因承受體重引起疼痛，會有跛行的現象。疼痛會在髖部周圍，偶爾會放射至大腿與膝蓋的內側，因此除了會被誤診為坐骨神經痛外，也會被誤診為膝蓋的問題。使用拐杖的輔助，會減輕走路時髖關節的疼痛，但最終

也會因疼痛而減少活動。活動愈少，關節的活動範圍也因此逐漸減小，關節攣縮和關節沾黏接踵而來，肌肉也因廢用而致無力。週而復始的疼痛、無力、更疼痛、更無力的惡性循環，讓患者愈來愈不願意活動，最後只能以輪椅代步或臥床了。

▧ 成因 ▧

退化性關節炎常見於負重的活動關節，如膝關節、髖關節等，關節退化的程度和速度絕對是與它的重量負荷多寡和使用次數有關。正常的關節，它的兩側關節面都有一層光滑而明亮的組織蓋覆著，即所謂的「軟骨」。當關節使用過當、過度（包括長時間保持固定姿勢也會對關節造成壓力）、激烈運動，甚至曾經受傷或骨折，關節面的軟骨組織就會逐漸被磨損而導致關節退化。想要延遲退化的發生，從年輕時就要養成對關節的好好愛護和保養，例如避免過度的負重，尤其有體重過重者一定要減輕體重、避免蹲跪工作、適當適量的規律運動，已有退化者以選擇游泳、騎腳踏車等關節無負重的運動為佳，避免慢跑、跳繩、爬山等對關節繼續破壞和磨損的運動。

▧ 診治 ▧

● 髖關節退化性關節炎的治療方法

★ 物理治療：局部熱療或電療。

★ 藥物治療：退化性關節炎是一種與年齡有關的疾病，絕不是三五天便會痊癒，症狀嚴重時可同時配合非類固醇抗炎藥。因非類固醇抗炎藥使用的天數不是一、兩天，而是需要一段時間，所以患有胃潰瘍或十二指腸潰瘍者不適合使用此類的口服非類固醇抗炎

藥。幸好近年來已研發出新的非類固醇抗炎劑（cox-2inhibitor 選擇性第二型環氧化酵素抑制劑），宣稱對腸胃及腎臟的副作用較小，所以對需要服藥的患者又多了一種選擇。

★ 手術治療：所有以上的方法都試過無效，且日常生活中正常的活動極度受限制和影響時，可以考慮手術治療，或置換人工關節。

▨ 保健 DIY ▨

★ 一定要避免提重、負重：體重超重者要控制體重及減重，操作家事時避免蹲、跪、盤坐。

★ 下肢重量訓練：目的在增加肌力，減少髖關節的摩擦。（隨時隨地可做的重量訓練如：坐在椅子上，背脊要挺直靠在椅背上，大腿往身體方向慢慢彎曲靠近，然後慢慢放下，重複 10 ～ 20 次。）

彈響髖關節

彈響髖關節 // 小檔案

好發族群	活動力強的年輕人
症　　狀	合併股骨粗隆滑囊炎，走路、翹腳時，大腿外側會痛；從椅子站起來，鼠蹊部會痛；早上起床、半夜翻身、側睡壓在痛側時會痛。
易發季節	不限
禁　　忌	跑、跳、提重物

▲ 髖關節背面圖

● **好發在活動力比較強的年輕人**

髖關節除了退化性關節炎較常見外，彈響髖關節和股骨粗隆滑囊炎也很普遍。退化性關節炎好發在上了年紀的人，彈響髖關節和股骨粗隆滑囊炎則是好發在活動力比較強的年輕人身上。

● 會痛？不要遲疑，趕快就醫

如果彈響髖關節合併股骨粗隆滑囊炎，走路、翹腳時，大腿外側會痛，從椅子站起來鼠蹊部會痛，早上起床、半夜翻身、側睡壓在痛側時會痛，那麼就不要遲疑，不要拖延，趕快就醫。

▨ 成因 ▨

● 沒有症狀就不需治療

發生彈響髖關節的原因，是位於髖關節外側的腸脛束發生半脫位，與股骨的大粗隆摩擦所引起的聲音，也可以因位於下腹部的腸腰肌肌腱半脫位，讓髖關節無法正常操作所引起，只是前者的聲音在髖關節的外側，後者的聲音則在鼠蹊部，有些彈響髖關節只有彈響的聲音並沒有症狀，因此不需要理會。總而言之，髖關節發出的聲音（在臀部周圍）大部分只有患者自己可以感受得到，旁人是聽不見的。

▨ 診治 ▨

● 彈響髖關節的治療方法

趕快找出引起痛的原因，並要避免發生，不要存著僥倖的心，很多患者很喜歡和自己過不去，雖然很痛，但還是一再的使用，這樣是不會痊癒的。

① 局部熱療或電療。　② 短期服用非類固醇抗炎藥。　③ 不需手術治療。

④ 髖關節拉筋。（如弓箭步或左腿踝關節架在右腿膝關節處等。請參考本書第 214 ～ 218 頁）

★ 避免提重、負重，要控制體重、維持在理想體重。（參考本書 PART4）

★ 避免蹲、跪、長時間盤坐（雙腿交叉，腳心向上，放於大腿根處）。

★ 肌力訓練：下肢的腸脛束伸展訓練與腸腰肌的重量訓練，目的 在增加肌力，減少髖關節摩擦。（坐在椅子上，背脊要挺直靠 在椅背上，大腿往身體方向慢慢彎曲靠近，然後慢慢放下，重 複 10 ～ 20 次。）

腸脛束摩擦症候群（髖）

腸脛束摩擦症候群（髖）// 小檔案

好發族群	連續跑步、跑步時步伐跨得太大、長途騎自行車、有氧運動者。
症　　狀	疼痛從髖關節外側一直沿著大腿外側痛到膝蓋外側。
易發季節	不限
禁　　忌	路肩跑步，跑步的距離和時間增加太快

※ 症狀 ※

　　連續性的膝關節彎曲伸直活動，如連續性的跑步、跑步時步 伐跨得太大、長途騎自行車、有氧運動者，當上下樓梯、跑步膝 蓋彎曲時，疼痛會發生在髖關節外側或膝關節外側或兩個部位都 痛，有的疼痛還會從髖關節外側一直沿著大腿外側痛到膝蓋外 側，髖關節有時還可以摸到或感覺到有聲音（彈響髖關節），正 常的走路並不會引起疼痛。

※ 成因 ※

腸脛束是一條位於大腿外側的纖維束，上緣連接在骶髂山脊（iliaccrest）與臀大肌（gluteusmax.muscle）和闊筋膜張肌（tensorfasciaelataem.）兩條肌肉相連，跨過髖關節外側往膝蓋方向走，下緣則連接在脛骨上端的外側突起處（剛好在膝蓋的外側），它的功能是穩定髖關節，避免往外移。當走路、跑步膝蓋彎曲時，腸脛束的下緣會往脛骨突起處後方滑過，

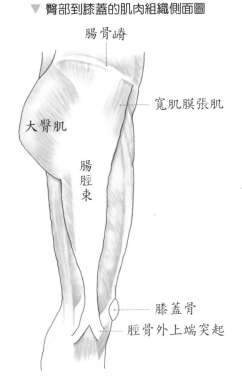

▼ 臀部到膝蓋的肌肉組織側面圖

腸骨峰
寬肌膜張肌
大臀肌
腸脛束
膝蓋骨
脛骨外上端突起

伸直時則會向前滑回來，若腸脛束太緊，這樣一來一往的與骨頭突起處摩擦而致腸脛束發炎，最後會引起膝蓋的外側疼痛，除了膝痛外，有些患者會同時有髖關節外側的疼痛，更嚴重時，疼痛可以從髖關節外側沿著大腿外側一直痛至膝外側的脛骨突起處。

※ 診治 ※

★ 停止和跑步或有氧運動有關的運動。

★ 服用非類固醇抗炎藥。

★ 大腿外側的腸脛束的局部熱敷或電療。

★ 腸脛束的伸展拉筋運動（參見本書第 218 頁）。

★ 經過以上的治療，完全無效時，才考慮修整放鬆腸脛束或修整股骨下端的外髁。

★ 勤做腸脛束的伸展拉筋運動，每天 5 ～ 6 次，每一個拉筋動作要維持 20 ～ 30 秒。

★ 跑步或有氧運動前，一定要執行熱身運動。

★ 減少跑步的份量，嚴重者完全要停止跑步。

下肢
LOWER LIMB

膝關節痛

　　每種運動都有可能造成傷害，打網球、打羽球會引起網球肘；打羽球、游泳會引起肩膀旋轉肌肌腱炎；慢跑、跑跳運動、打籃球、蹲跪、爬山、爬階梯會引起膝、踝關節傷害。運動可強身，但運動不當也會有傷害，所以運動好處雖多，但若沒事先評估、考慮自身的條件是否適合，便貿然進行，恐怕未得其利先受其害，尤其是膝關節，初期的傷害可能只是肌腱炎，不予理會的情況下繼續不當的使用，在持續的傷害下，最後就會造成不可逆的退化關節炎了。

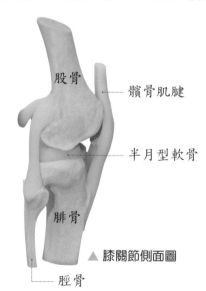

股骨

髕骨肌腱

半月型軟骨

腓骨

▲ 膝關節側面圖

脛骨

腸脛束摩擦症候群（膝）

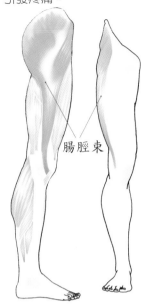

腸脛束

如本書第 106 頁＜髖關節的腸脛束摩擦症候群＞所述，腸脛束是一條上緣位於髖關節外側，下緣則連接在膝關節外側的纖維束。腸脛束摩擦症候群也會在膝關節引起疼痛，喜愛慢跑、跑長距離馬拉松或長途騎自行車的人比較容易發生。疼痛的部位在膝蓋的外側，當膝關節伸直時，腸脛束會向前滑，當膝關節彎曲時，腸脛束會向後滑動，一前一後的重複滑動與股骨下端的外髁發生摩擦而引起發炎而導致疼痛。治療當然是休息及暫時不要再跑步、服用非類固醇抗炎藥、熱或電療後做腸脛束的伸展拉筋運動（參見本書第 218 頁）。完全無效時，才考慮修整腸脛束或修整股骨下端的外髁。

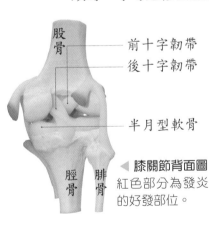

股骨
前十字韌帶
後十字韌帶
半月型軟骨
脛骨　腓骨

◀ 膝關節背面圖
紅色部分為發炎的好發部位。

膝關節肌腱炎

膝關節肌腱炎 // 小檔案	
好發族群	不限
症　　狀	膝關節痛
易發季節	不限
禁　　忌	避免增加負重、需要跑、跳的運動。

症狀

發炎部分的臨床表現因人因程度而異，大部分在膝關節肌腱發炎處會有壓痛點，膝關節會無力，疼痛會發生在跑或跳後、久坐忽然站起來、上下樓梯、蹲或跪等動作。

⧚ 成因 ⧚

● 膝關節是最容易發生傷害的關節

任何運動需要用力收縮股四頭肌及膝蓋肌腱，只要使用不當都有機會發生膝關節疼痛。很多運動都需要使用下肢，且使用下肢的運動大部分是老少咸宜，也就是說，膝關節是最容易發生傷害的關節，而且是不分年齡。

● 膝關節是一個構造及活動機轉都比較複雜的關節

膝關節若與別的關節相比，它是一個構造及活機轉都比較複雜的關節，它是由：

① 股骨（大腿骨）、脛骨、腓骨、膝蓋骨。

② 膝內側側韌帶、膝外側側韌帶、前後十字韌帶。

③ 兩片半月形軟骨。

④ 負責膝關節伸直的股四頭肌、膝蓋肌腱。

⑤ 負責膝關節彎曲的後大腿肌（膕旁肌）。

⑧ 負責膝關節伸直又負責膝關節彎曲的腸脛束。

⑦ 以及許多錯綜複雜的肌腱組合而成。

讀者看完這一堆名詞後，腦海應該是一片混亂了，是嗎？

● 膝關節的負重

當我們躺下來時，膝蓋的負重幾乎是零；站起來走路時是體重的 1 ～ 2 倍；上、下坡或上、下階梯時是 3 ～ 4 倍；跑步時是 4 倍；打球、上籃投籃是 6 倍；蹲、跪是 8 倍。

躺下來

膝蓋負重
幾乎是零

上、下階梯

膝蓋負重
體重的 3 ～ 4 倍

跑步

膝蓋負重
體重的 4 倍

打球、上籃投籃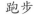

膝蓋負重
體重的 6 倍

蹲、跪

膝蓋負重
體重的 8 倍

　　所以體重 70 公斤的人每上一格階梯，膝關節要承受 280 公斤，如果提著 20 公斤的行李上樓，每一節樓梯膝蓋要承受 360 公斤，長期下來哪有不受傷的道理呢？

● 協調配合得好才不會受傷

　　日常生活中常用的跑、跳、急停、走、爬、蹲、跪等，都需要這些構造互相協調配合，才能有完美的動作和結果，協調配合得好才不會受傷。膝蓋平常如果有好好保養，人雖然老了，骨頭雖然退化了，但臨床上是可以照常使用並不會有任何不舒服，就好像人的外型一樣，有規律運動以及保養，和沒有規律運動、也不保養的人就是不一樣，等到年華老去，你們猜誰看起來會比較年輕？有運動的？還是沒有運動的？

▨ 診治 ▨

● 急傷害處理的五大原則：PRICE

★ P（Protection）：保護患部，不可讓它有更進一步的傷害。

★ R（Rest）：立刻休息，停止運動；目的是為了減少繼續活動而使傷勢惡化。

★ I（Icing）：冰敷；目的在止痛，讓受傷部位的血管收縮，減少繼續發炎。

★ C（Compression）：壓迫；利用彈性繃帶施行壓迫性的包紮；目的在止血止腫。

★ E（Elevation）：抬高；設法將患部抬高或墊高；目的在止血及減輕腫脹。

▨ 保健 DIY ▨

● 要怎樣保養呢？

膝關節平均可承重約 35 公斤，承受的重量愈多，軟骨磨損的機率愈大，所以膝蓋常常負重的人退化得比較快，因此膝蓋保養的不二法門是平常儘量不要讓它負擔不該負的重量，除非它很有本錢。膝蓋的本錢是什麼呢？是它周邊的肌肉、肌腱和韌帶，它們要很有力量。

● 膝關節一旦受傷一定要休息

膝關節一旦有明顯的受傷或持續做該項運動一段時日以後，覺得疼痛或者外觀與另一邊（必須是正常的）比較，感覺有不一樣時。

① 首先要立刻實行的就是停下來休息，不要和自己過不去，逞強地把運動或事情做完。

② 再來是要避免一切會引起膝關節疼痛的類似動作。

③ 上、下階梯若會痛，要改變與平常不一樣的方式來使用，上樓梯時一步一步的，關節不痛的那隻腳先上，下樓梯是一步一步的，疼痛的那隻腳先下。

● 慢性的傷害是因多次的微小傷害累積而成

慢性的傷害不像急性可以清楚的知道發生的時間和地點，它的傷害是一點一滴累積的，慢性受傷者往往無法說出明確的受傷時間和過程，而臨床症狀演變的過程也因人而異，但不外乎是因多次的微小傷害累積而成。休息同時配合每日局部熱敷 20 分鐘，待一、兩週後症狀有改善或疼痛完全消失後再重新開始運動。

● 運動前的熱身運動

★ 重新開始運動時，一定要遵守做運動前的熱身運動（關節、肌肉的拉筋及伸展）10 ～ 15 分鐘。

★ 儘量避免選擇需要跑、跳的運動，最好選游泳、快走和無阻力的固定式自行車。

★ 開始運動時，不要操之過急，循序漸進、量力而為。

★ 開始每次 10 ～ 15 分鐘，一至兩週後可漸漸增加至 20 ～ 30 分鐘，如一切進行順利，最後維持每週至少 4 次，每次 30 分鐘的運動，持之以恆，絕對只有好處。

● 膝關節的等張運動

為了增強膝關節周邊組織的力量與柔軟度，平常任何時間，不論坐姿或站姿都可做膝關節伸直平舉的運動（等張運動），從 10 下開始，視個人情況最多可重複平舉 50 下，每天至少 3 次，如情況不錯可酌量增加次數。

如果症狀依然存在，讓復健科專科醫師幫您做詳細的理學檢查、診斷與治療，愈早愈好，不要拖延。

鵝掌肌群肌腱炎與膝關節滑膜炎

症狀

★ **鵝掌肌群肌腱炎**：膝關節內側 4 公分的下方、脛骨的上方會有疼痛（疼痛有時會反射至後大腿和背部），用手指按壓會感到壓痛，局部有腫、脹、積水，活動時會痛且愈動愈痛，上下樓梯困難和疼痛，晚上更痛。

★ **膝關節滑膜炎**：關節腫痛、腫脹、積水、關節沾黏活動範圍縮小、膝蓋無法完全伸直也無法完全彎曲、蹲下困難，膝關節的周圍雖皆有滑膜覆蓋，但以髕骨內側股骨髁處有壓痛為最常見，偶可「摸到」摩擦的聲響。

成因

★ **鵝掌肌群肌腱炎**：縫匠肌（satorius）、股薄肌（gracilis）、半腱肌（semitendinosus）的肌腱在膝關節的內側形成「鵝掌肌群」（pes anserinus）。其功能是防止行走、跑步時下肢往外旋轉，所以慢跑、下坡、過度的行走和運動，都是引起鵝掌肌群肌腱炎的原因，但是也有因不恰當的長時間坐著，和不恰當的伸展拉筋，而導致鵝掌肌群肌腱受傷。

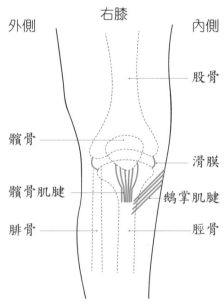

▲ 膝關節的滑膜炎及鵝掌肌群肌腱炎
紅色標示處是指會發生疼痛的地方。

114

★ 膝關節滑膜炎：滑膜是組成膝關節的主要結構之一，是一層覆蓋在關節囊內層的含豐富血管的結締組織，滑膜細胞會分泌滑液，可以保持關節軟骨面的滑潤，增加關節活動範圍。過度勞動與使用不當引起滑膜的急性發炎，會使人寸步難行，關節內產生大量的積液、滑膜增厚，纖維會變硬失去彈性。

診治、保健 DIY

可參見本書第 112 ～ 113 頁。

膝關節髕骨軟骨軟化症

膝關節髕骨軟骨軟化症 // 小檔案	
好發族群	好發在年輕、愛運動的女性。
症　　狀	膝痛會發生在步行、跑步、上下樓梯、上坡下坡、屈膝、蹲下、跪下、久坐忽然站起來時。
易發季節	不限
禁　　忌	體重不可太重，上、下樓梯不可提重物，避免蹲、跪做事。

症狀

好發在年輕、愛運動的女性，疼痛會發生在步行、跑步、上下樓梯、上坡下坡、屈膝、蹲下、跪下、久坐忽然站起來時。

成因

髕骨也稱膝蓋骨，位於膝關節的最前端，它的兩側及上緣都與大腿的四頭肌聯繫著，下緣則與髕骨韌帶（或膝蓋韌帶）

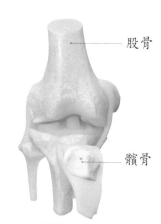

股骨

髕骨

▲ 股骨膝關節正面圖
將髕骨肌腱翻開，即可看見髕骨。髕骨的正常位置在股骨的中間。

115

聯繫，膝蓋骨的後面是突起的，突起的表面覆蓋著軟骨，與大腿骨下端前方凹陷部位剛好互相配合一凸一凹的吻合著，正常情況下，四頭肌與膝蓋韌帶負責控制膝蓋骨在這軌道上正常地上下滑動。

膝關節髕骨軟骨軟化症（chondromalacia patellae）是指膝蓋骨後方的軟骨出現損耗性病變，而這病變是發生在步行、跑步、上下樓梯、上坡下坡、屈膝、蹲下、跪下時，四頭肌與膝蓋韌帶無力承擔此時所增加的負擔，造成膝蓋骨不能在股骨下端的軌道上正常的滑動，而致產生膝蓋軟骨損傷及膝疼痛，促進膝關節提早退化。

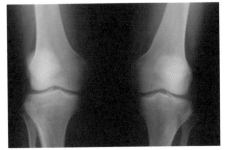

▲ X光片中，兩側的髕骨都往股骨外側偏離。

年輕女性比較容易罹患膝關節髕骨軟骨軟化症，可能與女性先天大腿骨膝蓋凹陷部位太淺，或女性的骨盆比較寬，所以和膝蓋骨所夾的角度比較大，這個角我們稱之為 Q 角（Q—angle），Q 角是指上髂骨棘（anterior superior iliac spine）到髕骨（膝蓋骨）中央與髕骨中央到脛骨結節（tibial tuberosity）連線的夾角。男性的 Q 角比女性的小，站立時正常的 Q 角是 18 ～ 22 度。女性 Q 角大於 25 度；男性 Q 角大於 20 度，則屬於不正常的角度。仰躺時男性 Q 角是 15 度、女性 Q 角是 20 度。

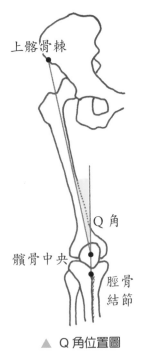

上髂骨棘

Q 角

髕骨中央

脛骨結節

▲ Q 角位置圖

罹患膝關節髕骨軟骨軟化症的患者，無論站立或仰躺，量出來的 Q 角都會比正常的大。因 Q 角太大時，四頭肌會在伸直膝關節時把膝蓋骨向上及向外拉扯，使它不能正確的在軌道滑動。久而久之，膝蓋骨的外側軟骨會受到較大的壓力而出現磨損現象。

扁平足、O 型腿、X 型腿、內八字腳、外八字腳者容易因運動過度而發生膝關節髕骨軟骨軟化症。

▨ 診治 ▨

★ 膝關節熱敷 20 分鐘。　　　★ 護膝可改善症狀。

★ 必要時服用非類固醇抗炎藥。　★ 體重太重者必須減輕體重。

★ 持續疼痛時，可考慮使用非類固醇抗炎藥物來減輕發炎情況。

★ 循序漸進、持之有恆的四頭肌與後腿肌的肌力訓練，增加髕骨的穩定性。

★ 腳型不正常者（如扁平足、O 型腿、X 型腿、內八字腳、外八字腳者）須使用鞋墊矯正。

▨ 保健 DIY ▨

★ 每日膝關節熱敷。

★ 每日大腿前後的四頭肌與後腿肌的肌力訓練。

★ 上、下樓梯時不可提重物。

★ 避免蹲、跪做事。

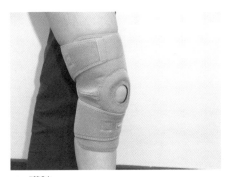
▲ 護膝。

脛骨結節骨凸炎

脛骨結節骨凸炎 // 小檔案

好發族群	青春期愛運動的男、女小朋友。
症　　狀	運動時脛骨結節突起處會疼痛、壓痛、腫脹。
易發季節	不限。
禁　　忌	持續的激烈運動、運動前沒有做熱身運動。

症狀

脛骨結節骨凸炎（Osgood schlatter disease）為好發在大、小朋友膝關節疼痛的疾病，常見於十幾歲（約國小五、六年級或國中）喜愛運動的小朋友，男生比女生較多，在運動時會感到在脛骨結節突起處會疼痛、壓痛、腫脹突出。上、下樓梯、騎自行車、運動後，疼痛有時會被引發出來或更痛，休息後疼痛會明顯的減輕。只發生一邊的情形比較多，很少兩側同時發作。

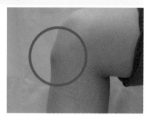

▲ 膝關節處可明顯看到脛骨結節突出。

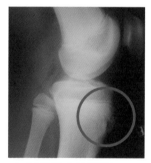

▲ 脛骨表皮被撕裂。

成因

發生的原因可能是髕骨肌腱－脛骨結節接合處，受到重覆的壓力、過度的使用、持續拉扯引起脛骨結節骨凸處發炎。

診治

X光檢查，會發現患者在脛骨粗隆處骨頭有輕微拉開的情形，或是有碎骨產生。治療方面，多採取保守療法，一般需要1

年，甚至 2 年的時間，才能完全解除症狀，但是預後相當良好。發病初期，冰敷、熱敷、非類固醇抗炎藥物、避免及限制劇烈活動是必須同時進行的。

▨ 保健 DIY ▨

★ 運動後冰敷膝蓋 10 ～ 20 分鐘。

★ 每日大腿前後的四頭肌與後腿肌的肌力訓練。

★ 運動前需執行至少 15 分鐘的熱身運動。

貝克氏囊腫

貝克氏囊腫 // 小檔案

好發族群	任何年齡，銀髮族居多。
症　　狀	上、下樓梯或走久後有膝蓋酸軟無力感、腫脹、疼痛。
易發季節	不限
禁　　忌	上、下樓梯、提重物、蹲、跪、肥胖。

▨ 症狀 ▨

貝克氏囊腫（BAKER'S CYST）在門診也算是一種蠻常見的膝蓋問題。貝克氏囊位於膝蓋後方（或稱膕窩）的內側，在正常情況下，滑囊內充滿液體且與關節腔相連，當膝關節發炎時，關節液會不斷的增加，增加的液體壓力會往關節內壁推擠而產生囊腫，此時在膝蓋後方可明顯的摸到腫塊。

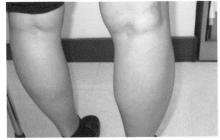
▲ 右膝蓋後方有明顯突出的腫囊。

患者臨床症狀會有膕窩處的腫脹、膝關節僵硬導致難以彎曲、上下樓梯或走久後有膝蓋酸軟無力感。當囊腫愈來愈腫時，症狀也愈來愈嚴重，可是一旦囊腫穩定不再繼續腫脹時，症狀也跟著穩定下來，此時反而不太覺得痛了。

成因

發生的原因，一般認為與膝關節的損傷有關（如：半月型軟骨裂傷、關節炎或受傷的半月型軟骨移位等等），也和膝關節的過度使用有關。

貝克氏囊腫若發生在小孩身上，大部分是原因不明，如果確定小孩並沒有受過傷，則不一定需要治療，只要定期追蹤觀察，大部分會自行消失。

診治

治療以保守療法為主，最重要的是要休息、做些下肢伸展運動和隨時注意症狀有否惡化，有部分的患者經休息後會自行消失，也有部分患者需抽出囊液，再配合物理治療及非類固醇抗炎藥物來減輕不適。囊腫若有突然變大變硬和疼痛加劇，此時才需要考慮手術切除。

保健 DIY

★ 每日冰敷膝關節的後方 10 ～ 20 分鐘。

★ 每日大腿前後的四頭肌與後腿肌的肌力訓練。

★ 避免上、下樓梯、蹲、跪及提重物。

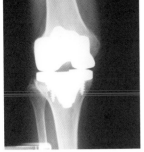

▲ 膝關節人工關節正面

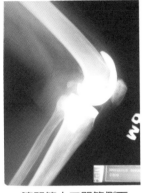

▲ 膝關節人工關節側面

下肢
LOWER LIMB

膝關節退化關節炎

膝關節退化關節炎 // 小檔案

好發族群	老人、膝關節曾受過傷的年輕人。
症　　狀	膝關節在走路時會痛，上、下樓梯時更痛，無法蹲下。
易發季節	不限
禁　　忌	跑、跳、提重。

症狀

膝關節會疼痛。剛開始時蹲下去會痛，接著而來的症狀是好不容易蹲下去了，卻站不起來，當病情漸漸惡化時，變成根本無法蹲下去。上下樓梯會痛、下肢無力，久坐後無力站起來或站起來時很痛，最後連最基本走路時也會痛。冬天時病情會比夏天差。

成因

膝關節退化關節炎是屬於上了年紀的人的病，膝關節在經過經年累月的活動與摩擦後，關節間的軟骨會發生變性、碎裂、磨損，而磨損的程度因人而異，但絕對與年輕時關節的被使用程度和方式有關。所以年齡、體重與關節使用的經常性都是日後發生退化關節炎的重要因素。

⫻ 診治 ⫻

　　膝關節退化關節炎是屬於上了年紀的人或曾經有過膝關節受傷的年輕人，不想要這種疾病的人，平常真的要好好保養它、愛護它。開始有症狀時要及早就醫，除了繼續保養、避免傷害外，可接受的治療如下：

① 口服非類固醇抗炎藥或選擇第二型環氧化酵素抑制劑（cox-2 inhibitors），可以有效的減輕疼痛。

② 復健治療包括熱療、電療和下肢肌力訓練。

③ 口服葡萄糖胺（glucosamine sulfate）。

④ 必要時，膝關節可考慮玻尿酸的注射。

⫻ 保健 DIY ⫻

　　膝關節伸直平舉的運動，從 10 下開始，最多可重複平舉 50 下，每天至少 3 次，視個人情況，可逐漸酌量增加每天運動的次數。且盡可能不要蹲著做事。

復健科常見的迷思——鍾醫師關鍵正解

？ 何時適合置換膝蓋人工關節？

　　A》需不需要手術或置換人工關節有一定的適應症，患者若為年輕者，可優先考慮保守療法─就是不開刀，而年長者則視膝關節被磨損破壞的程度，若已嚴重的影響到日常最基本的步行走路、外觀也有合併 O 形膝的變形，因人類的平均壽命延長，為了讓以後的生活享有更好的品質，手術是可以考慮的。

　　人工關節終究是人造的器官，在置入人體後，很難與人體骨骼肌肉緊密結合在一起，因此活動上多少受到限制，雖然人工關節的材質與技術，隨著科技的發達而日新月異，但仍然無法與自己原來的一樣，它無法保證一勞永逸，仍然有使用年限的限制，通常使用的年限大約是 15～20 年，如果患者的活動量愈大，人工關節的壽命愈短。所以換了第一次人工關節後，可能還有第二次，而效果是一次不如一次。所以一旦換了人工關節，平常還是要小心的保護和使用。

什麼是玻尿酸？

A》 玻尿酸是一種讓關節潤滑的潤滑劑，是針對退化膝關節炎疼痛的患者，直接注入關節腔維持關節面潤滑，目的在減緩摩擦、轉移壓力、吸收衝擊來降低關節的疼痛。

1987 年以來已經有國內、外文獻報告對 55% 至 75% 的患者有效的減少疼痛。台灣有人在 1997 年發表文獻，發現五劑打完後的一星期，療效最好。缺點是價錢稍高，每半年要再打一個療程，一個療程是每星期打一針，連續五星期，共打五針。但玻尿酸的注射並不是膝關節炎的完全治療方法，目前醫學上仍無任何一種藥物可使磨損的關節軟骨有效地生成回復，預防保護比任何藥物或養生保養品都要有效。

治療膝關節炎的保守方法很多，其中避免不當的使用，好好的愛護它，加強訓練膝關節附近的肌肉、韌帶，幾乎是每位復健專科醫師的共同治療方針。已有膝關節炎的患者若不加以保護，再怎樣好的玻尿酸也擋不住繼之而來的破壞。

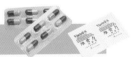

葡萄糖胺（glucosamine sulfate）就是維骨力？

A》 口服葡萄糖胺的存在已有三十多年的歷史了。動物及人體內都有葡萄糖胺，它是形成軟骨細胞最重要的營養素之一。人類與動物都可以在體內自行合成葡萄糖胺，只是隨著年齡的增加，合成的速度趕不上分解的速度，於是就發生體內及關節缺乏葡萄糖胺的現象，因而影響關節內細胞的新陳代謝，使骨關節產生病變成為退化關節。

維骨力的臨床應用，還是用在動物身上的經驗比較多，美國食品藥物管理局把它當成健康食品，而不是治療用藥，所以在美國的超市放置「維它命」的架上，隨時都可以自費買得到維骨力。

它的主要的成分是由蝦、蟹的殼合成。它的療效號稱可以抑制關節炎的惡化，並促進破壞軟骨的修復。雖然它被認為有改善症狀的療效，但還是要記住：沒有任何一種藥物，是可以治癒退化膝關節炎的，所以不讓病情惡化的不二法門是使用時愛護它、保護它，這比吃什麼都來得有效。因為維骨力也沒甚麼壞處，是一種可以安心食用的健康食品，所以只要經濟許可，醫師是不會反對患者自己買來吃的。

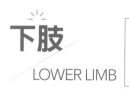
下肢
LOWER LIMB

踝關節痛

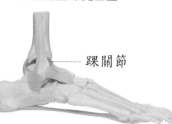

踝關節

踝關節痛 // 小檔案

好發族群	不限
症　　狀	走路不舒服、不穩、不能持久。
易發季節	不限
禁　　忌	扭傷部位未完全癒合時，避免跑、跳運動。

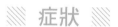

▲ 人類的腳部背面圖

▨ 症狀 ▨

　　第一次的踝關節扭傷若沒治療好，只要路有稍微不平，因韌帶已鬆弛，踝關節隨時會有機會再次扭傷，如果反覆發生，踝關節的韌帶會鬆弛，功能會愈來愈差，患者走路會有不穩、不舒服的感覺，耐力也差，走不久、走不遠，而退化性踝關節炎就是將來的後遺症。

　　嚴重的踝關節扭傷除了肌腱、韌帶受傷外，骨折也可能是它的合併症。骨頭包括脛骨、腓骨、蹠骨，有沒有骨折也需謹慎的列入考慮和小心的理學檢查。

▨ 成因 ▨

● 不要輕視踝關節扭傷

　　踝關節的疼痛最常見的是踝關節扭傷，通常都可以從詳細的問診中問出來。一般人比較輕視踝關節扭傷，幾乎都用「等等看」的態度！看扭傷會不會自動變好來對待。

如果踝關節的疼痛、腫脹並沒有扭傷病史，則痛風關節炎、僵直性關節炎、類風濕性關節炎、瑞特症候群（Reiter's syndrome）、阿基里氏腱肌腱炎等一定要列入考慮，所以要詳細的問診、理學檢查、必要時加以血清的檢查來分辨、確定診斷。

● 治療的五大原則：PRICE

治療的方法和一般急的扭傷一樣，五大原則 PRICE 很重要，一定要遵守。

P（Protection）保護 保護患部，不可讓它有更進一步的傷害。	**R（Rest）休息** 立刻休息，停止運動；目的是為了減少繼續活動而使傷勢惡化。
I（Icing）冰敷 目的在止痛及鬆筋。	**C（Compression）壓迫** 利用彈繃帶施行壓迫的包紮；目的在止血止腫。

E（Elevation）抬高
設法將患部抬高或墊高，目的在止血並減輕腫脹。

● 24 小時內冰敷

24 ～ 48 小時後才開始熱敷或溫水水療，視個人情況由復健科專科醫師給予安排治療過程的處方，由保護行走至漸漸進入對抗施力、等張、等速、快走至最後可以跑步為止。在治療過程中，如有需要使用短期口服非類固醇抗炎藥或選擇第二型環氧化酵素抑制劑時也要配合。

★ 受傷的足踝浸泡在 45℃ 的溫熱水 20 分鐘，在此期間，足踝可以緩慢的在水中上下左右活動，之後墊高休息 5 分鐘再走動。

★ 運動時要穿運動鞋，避免穿高跟鞋。

★ 每日足踝肌力及平衡訓練。

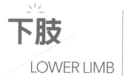

下肢
LOWER LIMB

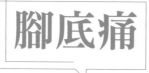

腳底痛

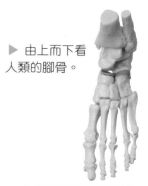

▶ 由上而下看人類的腳骨。

腳底痛 // 小檔案

好發族群	需要經常步行、站立、負重的人，女性發生率是男性的 2 倍。
症　狀	腳板著地站起來，要起步走時，著地的腳跟忽然刺痛；久坐忽然站起來要起步走時，同樣有類似的情形，且一再出現。
易發季節	不限
禁　忌	避免久站、提重物、體重超重。

● 腳的構造

　　足底筋膜與腳有關，所以先來了解一下腳的構造。人的腳共有 26 塊骨頭，最前端的是趾骨有 14 塊，中間的腳板有 5 塊蹠骨，蹠骨與踝關節間（包括跟骨在內）有 7 塊形狀大小不一的骨頭，這一堆骨頭共組成 35 個關節。

　　除了這 35 個關節外，還有 100 多條的韌帶及無數的神經與血管，因此我們的腳才會那麼的柔軟，可以做出那麼多優美的動作（如芭蕾舞、踢踏舞、佛朗明哥舞蹈等）。

趾骨與蹠骨位於腳的前三分之二，後三分之一的則是那 7 塊大小不一的骨頭（腳跟的跟骨就是其中之一），而足底筋膜就是位於蹠骨與跟骨之間的一片筋膜。

※ 症狀 ※

● 起床著地時，腳跟突然傳來一陣刺痛

足底筋膜附著足跟骨之起點處，若因長期承受重量及牽力過大，會漸漸累積疲勞導致發炎，所以會有疼痛。

初期症狀可能只有早晨起床，剛踩下地起步時足後跟劇烈疼痛，或久坐要站立行走時也有相同的症狀，但在多走幾步或幾分鐘後，疼痛卻漸漸的減輕，但如果繼續站立或行走，疼痛會加劇，終至必須坐下休息，大部分的人開始時都是置之不理，反正也沒聽過有人因足底筋膜炎而痛死，若繼續拖延使其更加嚴重，最後跟骨邊緣因長期拉扯刺激而致贅骨生成，贅骨就是一般人耳熟能詳的「骨刺」。

正確使用時，腳跟雖有骨刺，但河水不犯井水，所以仍可相安無事，可能無任何症狀，但若負重行走，跟骨滑囊、跟底脂肪墊、及足底筋膜會受骨刺的擠壓和刺激，導致發炎，引起腳跟疼痛，最後是寸步難行。

● 足底筋膜炎也會引起腰、髖、膝、踝疼痛

當發炎發生時，如果腳跟得不到恰當的休息與治療，症狀當然會加劇，又因行走時為了避免壓到疼痛點，姿勢、著力會非常的不正確，此時就會有機會引起其他如：腰、髖、膝、踝等關節本可避免的疼痛併發症，更嚴重者，另一邊的腳底也會被禍及。

▨ 成因 ▨

● 腳底的承重分配

　　當我們走路時，著地的一腳，要承受全身的體重，而腳底承擔重量的分配是跟骨負擔 50 ％、蹠骨負擔 50 ％（第一蹠骨占 20％，其餘第二至第五則分別各占 7.5％），重量負擔愈多的部位，也就是愈容易發生疼痛、發炎的地方，而我們的腳因為它的精密，我們才能有站、跑、跳、爬、停及平衡的功能，而這幾種功能幾乎都需要兩腳互相配合而成，所以任何一部分一旦發生毛病，必會影響日常生活的正確使用與功能。

● 足底筋膜是一片扇形筋膜組織

　　前面有提過，足底筋膜是位於蹠骨與跟骨之間的一片扇形筋膜組織，當走路時，這片組織會因承受體重而伸長，而且還會因各種不同的情況給予適當的扭力與彈性。經過經年累月的使用，如果保護及使用的方法得當，在步入中年時相安無事的機會相當大，但若平常缺乏保護雙足的常識，一旦發病，那種疼痛實在非當事者不能體會。

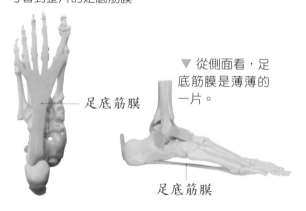

▼ 由下而上看人類的腳骨，可看到整片的足底筋膜。

足底筋膜

▼ 從側面看，足底筋膜是薄薄的一片。

足底筋膜

● 誰較容易得這種病？

　　這是事實──足底筋膜炎的發生率，女性是男性的兩倍。兩腳都有機會發生，所以不一定是右腳或左腳，好發在需要經常步

行、站立、負重（因此體重過重者又比正常體重者易發）的人，售貨員、老師、廚師、士兵、嗜好爬山、慢跑、過度的步行或使用方式不對的人（如穿皮鞋、拖鞋或穿著五公分，甚至十公分的高跟鞋運動、跳舞等等），都有比較大的機會得到足底筋膜炎。

　　腳底的疼痛除了以上的特殊情況外，慢跑過度或方式不對時，也會引起足底筋膜的傷害，他們是門診的常客。因為每跑 1 公里時，腳跟著地約 600～700 次，每次著地時要承受自己的體重約 3 倍左右，所以以一個 70 公斤的跑者為例，每跑完 1 公里，他的腳跟就要承受 126 公噸至 147 公噸的作用力（1 公噸＝1000 公斤），發生運動傷害的機會實在太大了，所以一定要慎選運動方式和小心的照規矩循序漸進。

▨ 診治 ▨

　　足底筋膜炎的治療有以下 6 種方法，治療時需同時進行才有較好的預後：

口服非類固醇抗炎藥

症狀減輕時，醫師會依情況減少藥量或停止服藥，所以不必擔心。患有胃或十二指腸潰瘍者，不適合使用此類的口服非類固醇抗炎藥，可選擇新研發的選擇第二型環氧化酵素抑制劑（cox-2inhibitors）。

肌內貼

一種特殊貼布，對筋膜的局部沾黏，有支撐及減少筋膜牽拉的功能，使發炎逐漸減輕，缺點是每 3～4 天須由專人幫忙更換重貼一次。

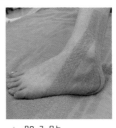

物理治療

局部深部電療，如超音波、短波或水療。

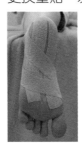

▲ 肌內貼。

足底筋膜伸展運動（參考本書第 222、223、228【運動四】、229【運動五】頁）

每天 2～3 次，方法如下：
1. 手扶桌緣，屈膝，足跟不可離地，身體往前傾，足跟還是不能離地，維持 5～10 秒。
2. 然後站立，視本身情況重複 5～10 次。
3. 或單邊屈膝，另一邊伸直成弓箭步，做足底筋膜的牽拉，維持 5～10 秒，重複 5～10 次。

95％的患者，經由保守治療法會有很好的結果。

◎ 保健 DIY ◎

★ 避免提重。

★ 穿氣墊鞋。

★ 每日足底筋膜肌力和伸展運動。

★ 要控制體重，不要過重。

★ 泡 45℃的溫熱水 20 分鐘，之後墊高休息 5 分鐘再走動。

▼ 腳底的足底筋膜。

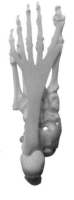

脛後肌肌腱功能障礙

● 脛後肌肌腱與足底肌膜的關係

脛後肌肌腱功能障礙也會腳底痛，如前所述，我們人類的腳是由 26 塊骨頭、35 個關節和 100 多條韌帶及無數的神經與血管組成，這 35 個關節互相的配合

讓腳擁有超好的彈性和柔軟，所以才能跳出如已故超級巨星麥可傑克森的優美月球漫步動作。

在這些骨頭的下面，有一片從腳跟往腳趾方向，如扇子般散開的組織，它就是足底筋膜，在骨頭與足底筋膜之間有著許多錯綜複雜的肌腱，這些肌腱的功能就好像一張散開的漁網一樣撐著這一堆骨頭，而這張如漁網般的組織會隨著年齡的增加而變弱，這種現象即稱為「退化」。

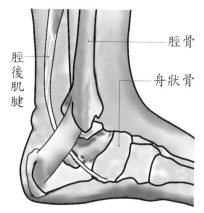

▲ 腳內側的脛後肌肌腱。

腳的骨頭與骨頭之間是靠著韌帶來固定，而韌帶和橡皮筋一樣，長時間拉扯的力太大容易提早變鬆，所以韌帶也是不適合常常給予不正常的負重拉扯，一旦發炎或變鬆，它固定骨頭的功能就變差了。

脛後肌肌腱又是什麼呢？脛後肌位於小腿肚內側，它的肌腱則是位於足踝內側的其中一條肌腱，它沿著脛骨遠端（內踝骨）的後面走向腳底支撐著腳的骨頭，包括了舟狀骨、骰骨，內、中、外楔形骨，跟骨最後附著在第二、三、四的蹠骨。

脛後肌肌腱支撐著腳的足弓，有穩定腳的功能，當它收縮時，腳踝會內翻和腳掌往下。日常生活中走路、跑步、墊腳尖、踩煞車、踩油門、踩鋼琴踏板、腳踏車的踏板等墊尖腳的動作都要用到它，所以如果過度的行走或跑步，給予腳無法承受的重量，最後韌帶鬆了，支撐力減少了，腳的骨頭排列結構鬆動，這種現象直接增加了脛後肌肌腱的支撐負擔，漸漸的產生發炎反應而形成肌腱炎，肌腱重複的發炎就變得無力，加速退化。

症狀

走路或跑步時，足踝內側在內踝骨後緣沿著後脛肌肌腱循行路線部位會產生疼痛與壓痛，嚴重時後脛肌肌腱無力失去支撐腳部的功能，就會有腳外翻的現象，也稱「內轉足（pronat-ed foot）」，足弓會因不同程序的擠壓變成扁平，也可能會完全消失，走路時著力點變成在內側（正常是足外側），外觀像扁平足，所以也有被診斷為「成人的後天扁平足」。

足底筋膜就位於這些肌腱的下面，肌腱無力和足型外翻都是增加足底筋膜的拉扯，當足底筋膜也發炎時，患者就會有寸步難行的症狀。腳底痛大部分還是發生在上了年紀的人，這是因組織退化同時合併長期不恰當的使用有關。

診治、保健 DIY

脛後肌肌腱功能障礙的治療方法如下：

讓腳部休息為最重要

及時減少腳部的日常活動，可減輕脛後肌肌腱的負擔，有助減緩發炎所帶來的疼痛，身體組織自我修復是需要時間的，休息可讓肌腱組織有足夠的時間促進康復，因此要停止健走、爬山、爬樓梯、跳躍及所有與跑步有關的運動。

非類固醇抗炎藥（NSAID）
消腫消炎作用，減緩疼痛症狀。

減重
體重過重者要有減重計畫。

足弓墊
置入鞋內的足弓墊。

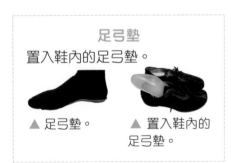

▲ 足弓墊。　　▲ 置入鞋內的足弓墊。

物理治療

任何熱療，如足部熱敷或足部浸泡 40 度 C 的溫熱水 10 ～ 20 分鐘。熱療可以增加血液的循環，豐富的血液循環可讓組織加速及縮短自我修復的時間，達到早日康復。

輔具

足弓墊為輔具的一種，需根據個人的足外翻程度給予打模製作，將足弓墊置入鞋內，行走時能有效的支撐塌陷的足弓，讓脛後肌肌腱和足底筋膜減少繼續的拉扯。

肌內貼

一種特殊貼布，有保護、加強和支撐組織的作用，貼的方法是順著脛後肌肌腱走向黏貼，目的在支撐和加強肌腱的功能。

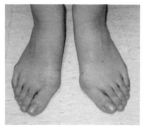

▲ 肌內貼。

拇趾外翻

▼ 兩側腳大拇趾外翻。

≋ 症狀 ≋

腳的大拇趾骨頭向外翻、蹠骨與趾骨關節之間的夾角正常是小於 15 度，這時候的夾角是大於 15 度的一種外觀變形，大部分的拇趾外翻是沒有症狀的，但是若穿鞋頭太尖、太緊的鞋子，剛好壓在大拇趾的最突出點時，則會有局部的腫脹和疼痛，變形更嚴重時，大拇趾可能會與第二指重疊，造成走路時的疼痛，影響日常生活。

≋ 成因 ≋

大部分與家族的腳型有關，好發在女性，女性的發生率是男性的 10 倍。只有少部分是因長期穿尖頭及太緊的鞋子或高跟鞋引起。如果自己的家族有此腳型的，平日又喜歡穿鞋頭緊又尖的鞋子或高跟鞋的，發生拇趾外翻的機率將會增加。

▨ 診治 ▨

★ **急性期的疼痛**：非類固醇抗炎藥物治療及物理治療，可暫時的紓解疼痛。

★ 變形不太嚴重者，腳趾的輔具或副木可以暫緩變形的速度。

▨ 保健 DIY ▨

★ 避免穿尖頭及太緊的鞋子。　　★ 避免久站、久走。

★ 每日睡前腳部泡 45°C 的溫熱水 20 分鐘。

★ 每日足底筋膜肌力和伸展運動（參考本書第 222 頁）。

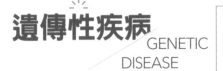

遺傳性疾病 GENETIC DISEASE

類風濕性關節炎

類風濕性關節炎 // 小檔案	
好發族群	中年早期開始發病者居多，男女比例為 1：3。
症　　狀	早期只是腫脹，晨間起床最明顯，關節的疼痛是左右對稱進行，逐漸有變形的傾向，關節半脫臼及運動障礙，嚴重者生活起居可能無法自理。
易發季節	不限
禁　　忌	不要因關節疼痛而不動，相反的一定要有規律的運動和作息。

症狀

● 對稱的關節病變

臨床上，類風濕性關節炎（R.A）主要侵犯關節及關節周圍的軟體組織，偶爾會侵犯眼睛、唾液腺、心臟或腎臟。關節的病變可從輕度到非常嚴重，最常侵犯的部位為：指、腕、肘、膝、踝、趾等，而這些被侵犯的關節經常是對稱進行，偶爾也會波及頸椎等關節。

早期關節的症狀表現只是腫脹，特別是晨間起床更為明顯，逐漸有變形的傾向，關節半脫臼及運動障礙，嚴重者日常的普通生活起居也可能無法自理。

健康人的體內有時也可能出現類風濕因子，它的出現並不表示就是病態，所以臨床上並不能單單只靠一個陽性的類風濕因子便診斷為類風濕性關節炎。

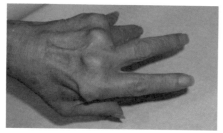
▲ R.A 的掌、指骨脫臼，嚴重變形。

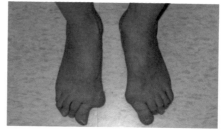
▲ R.A 的蹠骨脫臼，嚴重變形。

成因

● 自體免疫疾病

類風濕性關節炎（Rheumatoid arthritis）是一種慢性、全身性侵犯的自體免疫疾病。可以單一或對稱多關節炎來表現，或合併侵犯其它器官的症狀一起表現。

發病的年齡從 16 ～ 70 歲都有可能，但以中年早期開始發病者居多，男女比例為 1：3，發病的機轉至今不明，但已知和多種遺傳基因和免疫系統異常有關，同時具有較多致病基因的人，得病的機會相對提高，遺傳基因除了和疾病的發生有關以外，也和疾病的嚴重程度有關，實驗室的檢查只有 75％的患者可測得類風濕因子（Rheumatoid factor），類風濕因子是一種自體抗體，其中免疫球蛋白 IgG、IgA、IgM 為主要的三大類。

臨床上，會致病的類風濕因子主要是球蛋白 G（IgG），一旦抗免疫球蛋白 G 之抗體（Anti-IgG-Aby）與球蛋白 G（IgG）結合形成免疫球複合體（Immune complexes），此複合體即可在滑膜組織（Synovium）吸引中性白血球、淋巴球引起炎症，造成軟骨的腐蝕和骨頭的破壞，嚴重時還會使關節攣縮、變形。

在遺傳基因中，人類白血球組織抗原基因（HLA）被認為與此疾病有關，全身性的侵犯被認為與體內的 HLA-DR5 有關，單一關節侵犯與 HLA-DR5 及 HLA-DR8 有關，而多發關節炎則與 HLA-DR4 有關。

▨ 診治 ▨

● 診斷為類風濕性關節炎的 7 項標準

目前類風濕性關節炎的診斷是依據美國風濕學院訂定，廣為世界醫界共用的 7 項標準，在這 7 項標準中要有 4 項以上的符合才可以診斷為類風濕性關節炎，所以只符合一個標準，甚至兩個標準的都不夠資格稱為類風濕性關節炎，因此實在不需要只看到一個陽性的類風濕因子或一根手指的關節痛，便反應過度的覺得害怕，以為自己得了類風濕性關節炎，所以應該先找風濕科或復

健科專科醫師診斷清楚再說，以下是診斷類風濕性關節炎的 7 項標準：

① 晨間僵硬（Morning stiffness）
關節及它周圍軟組織在晨間起床後會有僵硬、疼痛、腫脹至少持續 1 小時以上且超過六星期。

② 超過三個關節區的關節炎（Arthritis of 3 or more joints）
對稱的近側指間關節、掌指骨關節、腕關節、肘關節、膝關節、踝關節、足蹠趾骨關節等。以上是比較好發的 14 個關節區，其中至少要有 3 個以上的關節區會有腫脹，甚至積水的發炎症狀，且須持續超過六星期。

③ 手部的關節炎（Arthritis of hand joints）
手部的關節包括近側指間關節、掌指骨關節、腕關節會有腫脹的發炎症狀，且須持續超過 6 星期。

④ 對稱的關節炎（Symmetric arthritis）
同時侵犯身體左右兩側同一關節區的關節，且症狀持續超過 6 星期。

⑤ 類風濕性結節（Rheumatoid nodule）
好發在上肢，為圓形、大小約 0.5 ～ 1 公分的小結節。

⑥ 血清學檢查發現類風濕因子（Serum RF）

⑦ 手部或手腕處的 X 光檢查有骨頭邊緣的侵蝕，或關節周邊發現有骨質疏鬆變化。

其中的 1 ～ 4 項必須持續 6 星期以上才能被確定診斷為類風濕性關節炎。所以類風濕因子是陰性，也不能說沒有罹患類風濕性關節炎，不要忘記有 25％ 的類風濕性關節炎患者是測不出類風濕因子的。換言之，類風濕因子是陽性，不一定是類風濕性關節

炎；類風濕因子是陰性，也不一定不是類風濕性關節炎，所以不用自尋煩惱，交給你的專科醫師，由他來幫你診斷吧。

● 治療有藥物治療、復健治療、手術治療

類風濕性關節炎是一種無法治癒的自體免疫疾病，它的治療主要仍以藥物及復健治療為主，目前在用藥方面，醫界有一共識，採取所謂的疾病修飾抗風濕藥物（簡稱為 DMARD；Disease Modifying Anti—Rheumatic Drugs），目的在眾多的抗風濕藥物中選擇適合該患者的藥物，同時合併許多種不同藥理作用的藥物，儘早達到改變或修飾類風濕性關節炎的病程，使類風濕性關節炎的症狀達到緩解。

▲ 疾病修飾抗風濕藥物

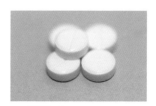

▲ 類固醇

● 藥物治療

類風濕性關節炎比較常用的藥物有：非類固醇抗炎藥（NSAIDs）、類固醇（Steroid）、金製劑（Gold salt）、抗瘧疾藥物（Hydroxychloroquine，商品名 Plaquenil）、青黴胺（D—Penicillamine）、及多種的緩解藥，如：Azathioprine（商品名 Imuran）、Methotrexate（商品名 MTX）、Cyclophosphamide（商品名 Endoxan，Cytoxan）、Cyclosporine（環孢靈素，商品名 Sandimmune Neoral）、Sulfasalazine（商品名 Salazopyrin）、Leflunomide（商品名 Arava）、Etanercept（商品名 Enbrel）、IL-1 受器拮抗劑 Anakinra（商品名 Kineret）。

非類固醇抗炎藥常會有避免不了的副作用，如腸胃不適、胃出血。幸好目前已有新研發的非類固醇抗炎藥——選擇第二型環

氧化酵素抑制劑（cox-2 inhibitors），減少了傳統非類固醇抗炎藥（NSAIDs）的副作用。

使用類固醇要小心，劑量需依症狀的表現隨時增減，若須長期使用，應以最低劑量而達到最大的效果為原則。目前認為每日以小劑量 7.5 毫克的類固醇，於類風濕性關節炎早期疼痛時合併使用，可有效改善疼痛症狀，又不致引起極大的副作用。

● 復健治療

持續有恆的復健治療，可以維持及提升生活的基本功能和品質。

維持關節活動度的運動

自主及被的牽拉，緩慢的，逐步的，甚至超過會痛的角度，以達到全角度。目的避免關節攣縮。

增強肌力的運動

關節已有攣縮時，初期只適合做等長運動（isometric exercise），每次維持 6 ～ 8 秒，關節活動度增加一些後，則施行被動——輔助式（passive-assistant）的運動，漸漸進入主動——阻抗式（active-resis-tive）的等張運動（isotonicexercise）。如此重複運動約 20 ～ 30 分鐘至肌肉微酸時才休息。

熱療

熱敷、水療、蠟療、紅內線、短波等皆可視情況選擇利用於關節發炎部位。

冷療

只適用於急期的關節痛，情況穩定後再改為熱療。

副木

依患者手部關節的情況，醫師會請治療師量身訂做不同功能的副木，包括休息型、功能型及矯正型副木。其目的是使關節在副木的保護下仍能活動，且不會因活動或工作時對關節的加壓，使關節繼續受損而變形。此外手部關節若已有變形趨向時，副木還是一個扮演矯正的角色呢。

● 手術治療

藥物、物理治療皆無法減輕患病關節的疼痛時，關節就會因長期疼痛不敢動而使活動受限，最後導致關節攣縮、變形。當一些基本的日常生活功能和行動明顯受到影響時，這個時候就是考慮外科手術的時機了。

早期若關節沒有受到嚴重的破壞，滑膜切除術就能有很好的效果，一旦關節軟骨受到嚴重侵蝕破壞甚至變形，則關節固定術或人工關節置換術才能解決此時的問題。

人工關節置換術比較多使用在肩關節、肘關節、膝關節、髖關節，偶爾手部小關節、腕關節、踝關節也可考慮人工關節置換。

類風濕性關節炎 80％以上是以慢性、持續性的進行，如何在關節破壞變形，功能喪失前即開始著手注意及治療，這是醫師與患者的共同目標。故維持良好的醫病關係及對患者施予完整的衛教，對類風濕性關節炎的治療將有事半功倍之效果。

▨ 保健 DIY ▨

★ **休息**：要有充足的休息及睡眠，休息時各關節要擺在正確的位置，防止僵化。腕關節在自然位置（水平位置 neutral position），掌關節和指關節彎曲 30 度，拇指半對掌（Half opposition），手肘彎曲 75 度，肩關節外展 30 度及屈曲 45 度，踝關節 90 度，膝關節伸直，髖關節外展 45 度並微微彎曲。這些角度看起來好像很複雜，其實就是一般人仰睡的正常睡姿，儘量避免蜷曲睡姿。

★ **維持關節活動度的運動**：每日至少 1 次 20 分鐘全身各個關節做自主及被動的牽拉運動，緩慢的、逐步的、甚至超越會痛的

角度以達到全角度，關節活動運動目的是避免關節攣縮。

★ 副木：工作時最好穿戴副木，使關節在副木的保護下活動或工作時，讓關節少受點壓力，使關節不要繼續受損導致變形，手部關節若已有變形，副木是一個很好的矯正護具。

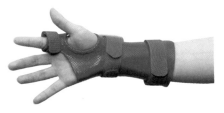

▲ 功能型副木不但可以使關節不因活動而繼續受損，還能扮演矯正的角色。

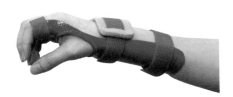

▲ 手指關節炎或肌腱炎患者使用的功能型副木。

★ 運動：每日早晚或至少每日 1 次做全身關節溫和的柔軟操 20 分鐘，患病關節還可以溫水浸泡 20 分鐘。

★ 游泳：游泳運動是類風濕性關節炎的最佳選擇，但一定要持之以恆，每週至少 4 次，每次 30 分鐘，游泳運動前要先熱身運動 10 分鐘，切記需循序漸進和量力而為。

★ 規律作息，控制情緒。

復健科常見的迷思——鍾醫師關鍵正解

❓ 什麼是等長運動？什麼又是等張運動呢？

A》等長運動（Isometric exercise）是一種靜態的運動，是以增加肌肉張力來對抗一個固定的阻力，在運動過程中肌肉的長度不會有明顯的變化，也就是說，運動部位並沒有大動作，關節變化的幅度不大，幾乎維持不變，如推牆、比腕力等。

等張運動（Isometric exercise）是一種動態的運動，在運動過程中，大肌群自由的、有節律的收縮和舒張，肌肉所承受的負荷是固定的、所承受的張力不會發生明顯的變化，例如持續固定的行走步伐或持續固定跑步的速度，此時體重、步伐和速度都是固定的，所以下肢是在固定的負重和固定的步伐下做等張運動。

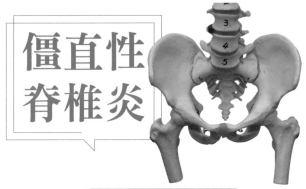

遺傳性疾病 GENETIC DISEASE

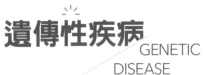

僵直性脊椎炎

僵直性脊椎炎 // 小檔案

好發族群	15 ～ 30 歲之間，男女比例是 5：1。
症　狀	慢性下背疼痛為最常見，早晨起床時最明顯，有僵硬不適的感覺，運動後可獲改善，部分患者可能合併肋膜性的胸痛。
易發季節	不限。
禁　忌	避免不正確姿勢，避免長時間蜷曲軀幹。

● 僵直性脊椎炎不是絕症

　　腰酸背痛是門診最常聽到的主訴，一旦被告知為僵直性脊椎炎時，所有患者的反應皆千篇一律的自以為是得了絕症，他們有的表現是頹喪不已，有的是一直在哭。接著就追根究柢的問個不停，希望在一天之內把它治療好，或立刻把它斷根。其實僵直性脊椎炎只要與醫師保持定期的追蹤與持續治療，持之以恆，其生活品質還是與常人無異。

░ 症狀 ░

● 慢性下背疼痛持續超過三個月以上

　　臨床上以慢性下背疼痛為最常見，通常是漸進性發作且持續超過 3 個月以上。

　　疼痛在早晨起床時最明顯，有僵硬不適的感覺，運動後可獲

得改善，部分患者可能合併肋膜性的胸痛，在吸氣時較明顯，嚴重者會影響睡眠。

20%的患者會有周邊關節的紅、腫、熱、痛，最常侵犯之處為下肢關節，髖關節及肩關節，偶爾顳頜關節（剛好位在耳朵下面的關節，也叫做咬合關節）也被影響，此外足後跟的阿基里斯腱（人體最大的肌腱）炎、足蹠肌膜炎也很常見。

● 竹竿型脊椎

少部分的患者病程會持續惡化，脊椎繼續發炎而導致脊椎沾黏，最後產生在 X 光上所見到的「竹竿型脊椎」。竹竿型脊椎是指脊柱像竹子一樣的堅硬，失去了原有的柔軟度。所以一旦發生竹竿型脊椎則需小心活動，因為容易在輕度或無感覺的輕微受傷後產生劇烈背痛，嚴重者可能還會發生脊椎的骨折。

░░ 成因 ░░

● 與遺傳有點關聯的疾病

僵直性脊椎炎是慢性關節炎的一種，於 1963 年美國風濕病學會正式命名，主要侵犯脊椎關節及附近軟組織，盛行率是全人口的 0.5 ～ 1%。男女比例是 5：1，好發年齡為 15 ～ 30 歲之間。

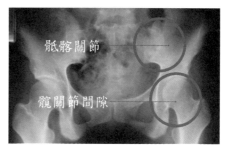

▲ X 光片中的骶髂關節已融合不見了，髖關節的間隙也變窄了。

女性患病情形通常較輕，且有較多周邊關節症狀，容易被誤診為血清陰性的類風濕性關節炎。

143

男性則多侵犯性骶髂關節,且會有進行性的脊椎病變。僵直性脊椎炎的患者中,有95%以上的人有陽性的人體組織抗原B27(HLAB27),顯示此疾病與遺傳有關聯性,但是在所有人體組織抗原B27(HLAB27)陽性的人中卻只有20%的人罹患僵直性脊椎炎,顯示可能與環境因素,如溼度高、氣溫低、甚至不穩定的情緒有關。

診治

● X光對診斷有幫助

X光在僵直性脊椎炎最顯著的特徵為骶髂關節炎,醫師從X光的骶髂關節變化的程度,可以知道患者目前的關節活動程度,也大概可猜測出日常生活被影響的多寡。骨盆X光骶髂關節被侵犯的程度分為五度。零至一度屬幾乎正常,四度屬嚴重、日常生活已受影響。

零度	一度	二度
正常的骶髂關節,有規則、平滑的關節間隙。	有可疑病變,但無明顯異常。	輕度的骶髂關節炎、骶髂關節邊緣不清晰。

三度	四度
中度的骶髂關節炎,骶髂關節兩側發生硬化,邊沿不清晰,有侵蝕性變化,關節腔狹窄。	關節發生完全沾黏。

脊椎方面,椎體四方化,椎緣失去正常的凹度以及韌帶聯合的形成,最後導致韌帶骨化及新骨生成,在X光片上可見脊柱因脊椎的沾黏呈「竹竿」狀。髖關節也會有侵蝕關節病變;足後跟

的阿基里斯腱肌腱附著處發生毛狀骨膜炎和足蹠肌膜炎,足後跟骨刺等也相當常見。

依據患者臨床的主訴、症狀、X 光的變化以及醫師對此病的警覺性,和血清檢驗的結果,最後根據種種臨床證據的組合,對診斷絕對是可以增加它的確定性。

● 需擬定治療計畫

治療的目的是減輕關節發炎所引起的疼痛、僵硬以及維持關節的正常活動,故需與醫師、治療師共同擬定治療計畫,以維持高品質的正常生活。

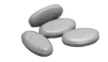
▲ 疾病修飾抗風濕藥物。

藥物

非類固醇抗炎劑為最常用,目的在減少關節疼痛與僵硬,使患者能有適度的運動。有腸胃不適或十二指腸潰瘍者可選擇新研發的選擇第二型環氧化酵素抑制劑(cox-2inhibitors)。而疾病修飾抗風濕藥物(Disease Modifying Anti- Rheumatic Drugs,簡稱為 DMARD),在病情嚴重或病呈不穩者可考慮合併使用,可儘早改善和修飾關節發炎的程度,使關節發炎的症狀達到緩解。對關節已有嚴重損壞的患者,例如髖關節已有嚴重的損害,可考慮接受髖關節置換術來減輕生活的不便與不適。

熱療

熱敷、水療、蠟療、紅內線、短波等,皆可視情況選擇利用於關節發炎部位。

░ 保健 DIY ░

除了要注意平日的姿勢以外,適當的運動也是不可少。

● 姿勢方面

正確的姿勢

平日養成挺胸收小腹，目的在增強背腹肌的力量，使能有效的支撐脊柱，阻止或減緩駝背的進行，若忽視正確姿勢的重要，脊柱的逐漸前彎就是導致日後駝背佝僂的前兆。

站立、走路時

保持身體直立、抬頭挺胸、收下巴並使膝與臀部保持伸直，雙腳平均承重。走路時也儘量保持同一姿勢。

坐姿

椅子需具有椅背和堅實的椅墊，以保持背部的直立與舒適，避免坐沙發椅。椅座的高度應調整在雙腳平放地上，而膝關節略高於髖關節。坐的時間不要太長，建議每隔半小時稍微改變一下姿勢或起來活動一下。

● 運動治療方面

深呼吸運動

目的為維持胸廓的伸展，訓練時可採站立或平躺，每次深吸氣需使胸廓儘量擴張（約 4 ～ 8 公分），重複訓練。

軀幹的伸展運動

主要使脊椎伸展到完全的長度，目的為防止肌肉產生萎縮及痙攣現象。（參見本書第 185 ～ 194 頁）

選擇運動項目

選擇有興趣、有能力且具有方便的運動項目，每週至少 4 次，每次運動 30 ～ 40 分鐘，其中又以游泳是此疾病的最佳選擇。運動量因人而異，故應量力而為、不要太累但要持之以恆，則將來的日常起居生活將會與常人一樣，依舊能享有充滿活力的人生。

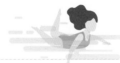

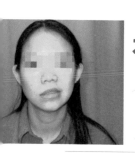

神經
NERVE

顏面神經麻痺

◀ 右側顏面神經麻痺。

顏面神經麻痺 // 小檔案

好發族群	不限。
症　　狀	患側顏面肌肉麻痺，患側眼睛閉不攏，偶爾會合併耳鳴和舌頭味覺減少。
易發季節	不限。
禁　　忌	少到空氣不流通的場所，不要感冒，使病毒沒機會。

░ 症狀 ░

　　顏面神經是人體第七對顱神經，它是負責臉部的表情跟動作，與第八對的聽神經一起從耳後經過，所以有些患者除了患側眼睛閉不攏、患側顏面肌肉麻痺外，偶爾會合併有耳鳴和舌頭味覺減少症狀。

░ 成因 ░

　　引起顏面神經麻痺的原因很多，這裡只討論單純的顏面神經麻痺，不考慮因外傷、顱內病變、腦幹病變或腫瘤等引起的原因。

● 是濾過性病毒的感染，不是「被風吹到」

　　單純的顏面神經麻痺，是因為濾過性病毒的感染引發免疫反應，使顏面神經發炎，並非如民間耳語相傳似的被說成是因「被風吹到」或中邪或中風的一派胡言、胡說八道。患者一旦感染濾過性病毒，感染潛伏期約 2 週，潛伏期中有的患者有類似感冒的

症狀；有的是完全沒有感覺，一覺醒來臉便歪一邊了；有的只覺得患側的顳頜關節附近酸酸的、吃飯時飯粒會跑到嘴唇與牙齒間、喝水時水會從嘴角流出，漸漸的臉才慢慢的歪向一邊。病毒感染所引起的顏面神經麻痺可發生在任何年齡，年紀愈輕的預後愈好，年紀大且合併有高血壓或糖尿病的預後比較差。

░ 診治 ░

● 到底要不要接受復健治療？

臨床上患者常問：這個到底要不要做復健？事實上顏面神經麻痺大部分的預後都不錯，只有少部分會遺留下永久的後遺症，但誰是那一少部分呢？所以一定要復健治療。

復健的治療並不是要修復發炎的神經或者搖醒它，它只是取代「當顏面神經正在發炎罷工不做平常該做的工作時」的暫時取代角色，讓顏面神經所主司的肌肉群不要因神經發炎也跟著休息，而導致廢用性肌肉萎縮（廢用性肌肉萎縮是可以預防的），所以復健的治療是著重在暫時的取代神經的工作，繼續維持肌肉的基本活動。

每個人的體質都不一樣，神經再生的速度也不一樣，因此神經恢復痊癒的時間也不一樣，如果等待痊癒的過程拖得愈久，肌肉因廢用萎縮的機會就愈大，所以復健的治療是愈早開始愈好，目的是預防肌肉的萎縮和避免肌肉纖維化。若顏面肌肉在復健治療的細心呵護過程中被維持得很好，一旦顏面神經恢復正常時，肌肉就可以再度在顏面神經的支配下活動，此時復健的工作就可以功成身退了。所以，基本上還是建議需要接受復健治療，而且是愈早治療愈好。

● 治療的方式

★ 必須至醫院接受患側的熱療、肌肉電刺激。

★ 神經開始生長時，要配合臉部運動。

★ 患側的局部按摩。

░░ 保健 DIY ░░

★ 患病初期：患側臉部抹上乳液，輕柔的按摩，每天 5 ～ 6 次，每次 5 分鐘。

★ 臉部運動：有恢復的跡象時便要開始居家臉部運動，自己對著鏡子做擠眉弄眼的各種表情運動，每天數次（有空閒時便做），每次 2 ～ 5 分鐘。

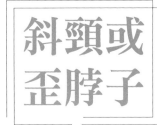

小朋友的疾病 CHILDHOOD DISEASES

斜頸或歪脖子

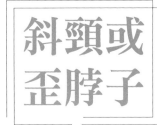

◀ 有斜頸的小朋友，
這塊長形肌肉會有硬塊。

斜頸或歪脖子 // 小檔案

好發族群	嬰幼兒。
症　　狀	頸部「緊緊的」，不容易被轉向患側，摸頸部胸鎖乳突肌會摸到肌肉纖維化的硬塊。
易發季節	不限。
禁　　忌	趴睡時不要幫寶寶把頭轉錯邊。

● 他的頭為什麼只轉向同一邊睡覺？

　　如果在檢查時，發現嬰兒的頭喜歡一直轉向同一邊睡覺，在幫他轉頭部時，脖子轉向有問題的那邊會「緊緊的」不容易轉動的感覺，摸頸部的胸鎖乳突肌時會摸到硬塊，或摸起來和另一邊不一樣時，就要懷疑是否有問題，這時應儘早帶寶寶給復健科專科醫師摸摸看，做確實的檢查和診斷。

● 是肌肉發生纖維化的結果

　　以右側斜頸為例：小嬰兒的臉左右不對稱，右臉看起來會比左臉的小，頸部歪斜至右邊，頭不容易被旋轉至右邊，小心的檢查可以在右側頸部的胸鎖乳突肌摸到硬塊，許多家長都以為硬塊是長瘤了，其實硬塊不是瘤，它是肌肉發生纖維化的結果。而硬塊的大小、軟硬，每位小朋友都不一樣，硬塊愈大愈硬，治療的時間需要愈久而預後也較差。

成因

　　先天性斜頸的發生以第一胎占最多，約占 0.5％，母親的個子愈小、胎兒的體積愈大，發生的機會就比較大，當然有時也和在母親體內的胎位不正有關。

　　通常小嬰兒出生後，醫師會例行體檢，檢查嬰兒有沒有會威脅生命的先天性疾病外，也會順便檢查有沒有斜頸（即歪脖子），其實斜頸的檢查很簡單，父母親在初次接觸嬰兒時，可以自己動手檢查一下嬰兒的脖子情形。

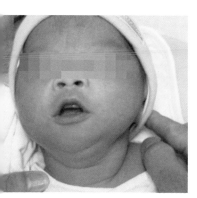

▲ 左側斜頸。

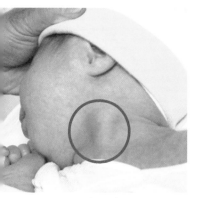

▲ 父母親可以自己動手檢查一下小嬰兒的脖子是否有斜頸。

診治

許多新生兒的父母常常不知道斜頸到底要不要治療，也有的醫師認為斜頸會自然痊癒，但誰是那個會自然痊癒的幸運兒呢？而誰又不是呢？這是個要走到終點站才知道答案的問題，何不一開始就積極的配合接受復健治療呢？因此寶寶出生後只要一發現有異樣，最好便開始治療，讓胸鎖乳突肌恢復它的延展性和彈性，也同時阻止肌肉的繼續纖維化，使臉部得到正常的對稱性發展。

如果纖維化的部分太大，配合各種復健治療的一段時間後，結果仍然不太理想；或是寶寶年齡太大時才來接受復健治療，效果也是不甚理想的情況時，才考慮手術治療。若斜頸寶寶超過 1 歲時才被家長考慮帶來接受治療的，通常手術治療的預後會比較好。

● 愈早開始接受治療愈好

只要發現胸鎖乳突肌有硬塊，不管是剛出生幾天或還沒有滿月，也要開始接受治療，因為嬰兒愈小開始接受治療，治療時容易配合和適應，也比較不會哭、不會用力掙扎或亂動、會乖乖的任治療師擺佈，爸爸媽媽在旁陪著也比較不會淚眼汪汪的心疼著，治療的預後也比較好。

所以一出生，只要發現頸部有任何不妥的，無論幾天大都可以立刻去找復健科醫師診察，檢查後若有需要再安排治療。治療時間

的長短和效果因人而異，也和硬塊的大小有關。如果硬塊很大（超過2公分）又確實有認真的配合治療，半年後硬塊若完全沒有任何改善，則需考慮手術。此外，超過一歲後才想要治療的，復健的效果和預後通常是不大理想，此時手術治療可能會比較好。

● 醫院治療的部分

❶ 局部超音波，目的在促進纖維的軟化。

❷ 局部胸鎖乳突肌的按摩。

❸ 局部胸鎖乳突肌的牽拉。

❹ 局部胸鎖乳突肌的運動。

░ 保健 DIY ░

★ **安全性趴睡**：安全性的頭部轉到患側趴睡，也就是患側耳朵在上面。這部分是患者家屬最常自我混淆的部分，只要頭轉向有硬塊那邊趴睡便不會錯了。

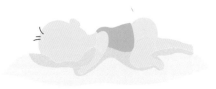

▲ 頭部可轉到患側趴睡。

★ **使用改良式的透氣頸圈**：寶寶5個月時肯安靜躺、睡的時間減少，這時要借助戴頸圈來矯正。或不肯再配合趴睡，在仰躺時戴著頸圈睡，效果也不錯。

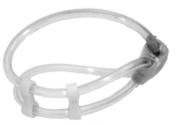

▲ 透氣頸圈。

★ **從患側接近**：家中餵食、逗玩、轉頭都要刻意的從患側接近，抱著時頭不要歪，避免增加胸鎖乳突肌攣縮的機會。

小朋友的疾病 CHILDHOOD DISEASES

腿型——O型腿、X型腿、內外八字腳、扁平足

O 型腿、X 型腿（膝蓋部分）

O 型腿、X 型腿 // 小檔案

好發族群	嬰幼兒
症　　狀	**O 型腿**：兩下肢併攏時，大腿至小腿不互相平行，膝蓋部分分得開開的呈 O 字型的形狀。 **X 型腿**：與 O 型腿相反，膝蓋靠得非常近，呈 X 的形狀。
易發季節	不限
禁　　忌	**O 型腿**：避免盤腿坐。　　**X 型腿**：避免趴睡。

症狀

　　O 型腿是指當兩下肢併攏時，大腿至小腿間不互相平行，在膝蓋部分分得開開的，呈 O 字的形狀。而 X 型腿剛好相反，大腿至小腿間的膝蓋部分靠得非常近，呈 X 的形狀。許多父母當孩子還沒學會走路時，便要求治療 O 型腿或 X 型腿，這是萬萬不可的事，因嬰兒從出生至 7 歲左右，

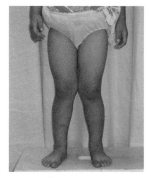

▲ X 型腿。

兩下肢是一直在轉變，如果太早著手「治療」，恐怕會把本來就是會轉變為正常的下肢，因矯枉過正而變成不正常，所以真正的做法是帶給有經驗的復健專科醫師做定期的追蹤和觀察。

嬰兒下肢除非在出生時已有明顯的畸形，如單純的內翻足、外翻足或馬蹄內翻足，需要在出生後立刻治療以外，其他的大部分只要定期追蹤觀察便足夠了。

░ 成因 ░

胎兒在母親體內時，雙腿是盤著的，所以嬰兒出生後都會有 O 型腿，隨著年齡增長，膝蓋的 O 型會慢慢變直，因此從出生到兩歲以內的 O 型腿，大部分是不需要治療的，因為

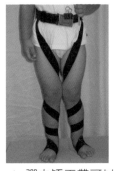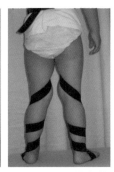

▲ 彈力矯正帶可以在大腿與小腿處施力，使膝蓋部分減少繼續呈 X 型。

在成長的過程中，腿部的角度會一直轉變，但兩歲後 O 型腿若仍然明顯，則需要治療。X 型腿則會出現在 2 ～ 7 歲之間，其中有部分的 X 型腿是因扁平足引起，只需要矯正扁平足的著力點便可矯正 X 型腿。總之，2 歲以內有 O 型腿的不一定是病態，2 ～ 7 歲以內有 X 型腿的也不一定是病態，不須急著治療，但一定要定期追蹤觀察。

░ 診治 ░

幼兒在 1 歲時膝內翻 15 度，1 歲半時為 0 度，3 歲變成膝外翻 12 度，6 ～ 7 歲以後才會逐漸轉變到正常的角度——即外翻 5 ～ 7 度，也就是說，外翻 5 ～ 7 度是正常的角度，這時立正時兩腿的外觀幾乎是正常平行的。

所以如果角度在該消失的年齡時卻不消失，該增加卻不增加時，就要採取治療了，治療的方法以不影響日常活動的彈性矯正帶最好，利用鬆緊帶由腳板開始順著小腿外旋至大腿，盤旋幾圈後固定在腰部，使用的時間除了洗澡以外都要穿戴，當然定期的追蹤一定要配合。輕微的 X 型腿如果是因扁平足引起的，也只需要矯正扁平足的著力點便可以了，當然它也要定期追蹤。

▨ 保健 DIY ▨

★ O 型腿：最好趴睡，避免盤腿坐。

★ X 型腿：與 O 型腿剛好相反，不要趴睡，要常盤腿坐。

內八字腳、外八字腳

內八字腳、外八字腳 // 小檔案

好發族群	嬰幼兒
症　　狀	內八字腳：走路時腳尖向內會互撞，容易跌倒。 外八字腳：幾乎沒有症狀，只有外型不好看。
易發季節	不限
禁　　忌	內八字腳：避免跪坐。 外八字腳：避免盤腿坐。

▨ 症狀 ▨

內八字腳，走路時，腳尖向內會互撞而容易跌倒，外觀又不好看，因為對日常生活已造成相當的影響，所以一定要治療矯正。而外八字腳，不影響日常生活也不影響走路，更不會兩腳互相絆倒而摔跤，只有情況嚴重或外觀太難看的才需要矯正治療。

∭ 成因 ∭

　　內、外八字腳的原因是因髖關節附近的軟體組織太「緊」。內八字腳，是髖關節附近太緊的軟體組織使髖關節內翻轉，造成內八字腳，當然小腿骨內轉或者是腳部的內轉也是八字腳的起因，所以要詳細的診察，針對原因來治療。外八字腳，則是髖關節附近的軟體組織太緊，使髖關節外轉的角度太大，而造成八字腳。

∭ 診治 ∭

● 內八字腳

穿戴彈性矯正帶

利用鬆緊帶由腳板開始順著小腿外旋至大腿，盤旋幾圈後固定在腰部。使用的時間除了洗澡以外都要穿戴，穿戴矯正帶的目的是伸展拉筋。拉筋治療的效果是緩慢的、非一蹴可幾，所以家長和孩子都要有耐心的接受，雖緩慢但有效的治療。治療期間孩子會長大長高、矯正帶會變鬆變短，所以要定期每 2～3 個月回診追蹤。

避免跪坐

幼稚園小朋友的活動以在巧拼地墊上活動為多，所以老師要協助提醒孩子在地墊上玩耍時一不要採取跪坐的姿勢，要盤腿坐。

使用矯正鞋墊

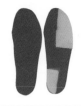

◀ 內八字腳的矯正鞋墊
左邊為鞋墊正面，右邊為鞋墊背面。

● 外八字腳

避免盤腿坐

與內八字腳相反，玩耍時要跪坐。

鞋墊

過度嚴重的外八字腳才需要鞋墊的矯正治療，墊高的位置剛好與內八字腳墊的位置相反。

不影響日常生活、不影響走路也不會常摔跤，且一切活動自由、正常者不需治療。只有情況嚴重或外觀太難看的才要矯正治療，治療方法也是穿戴彈性矯正帶，旋轉和拉力與內八字腳相反，也就是把不正常的髖關節外轉角度拉回至正常的角度方向，治療期間要定期每 2 ～ 3 個月回診追蹤。

※ 保健 DIY ※

★ 內八字腳：避免跪坐，盤腿坐是最好的矯正姿勢。

★ 外八字腳：避免盤腿坐，最好的矯正姿勢是跪坐。

扁平足

扁平足 // 小檔案

好發族群	嬰幼兒
症　　狀	腳板是呈扁平狀，沒有正常的足弓。
易發季節	不限
禁　　忌	無

※ 症狀 ※

　　腳板呈扁平狀，臨床上腳板中央部分沒有腳弓，而是呈現平坦一片，幾乎沒有症狀。

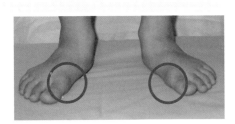

▲ 扁平足
內側足弓不見了。

大部分的扁平足，站立時內側足弓消失，沒有著力時足弓又會再出現的，稱之為可逆性扁平足。只有少部分的扁平足，無論是在負重狀態下（站立）或沒有負重的狀態下（坐下、躺下），他的內側足弓都是扁平的，並沒有彎彎的凹陷。

157

▨ 成因 ▨

嬰幼兒的扁平足大部分是
屬於生理性的扁平足，因為他
們的腳足弓發育尚未成熟，腳
掌皮下的脂肪又比較多，所以
腳板是呈扁平狀，因此嬰兒的
扁平足是屬於正常的。至於幼
兒的扁平足有部分會在 5 ～ 6

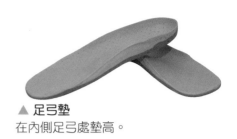

▲ 足弓墊
在內側足弓處墊高。

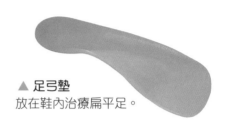

▲ 足弓墊
放在鞋內治療扁平足。

歲時，足弓漸漸發展形成至正常，而有部分則是永久性的扁平
足，因此治療一定要等到他們學會走路時，確認是真的扁平足時
再開始也不遲。

▨ 診治 ▨

單純的扁平足治療方法是以足弓墊改善腳型問題，診斷後確實
為扁平足的話，醫師會安排依照患者個人扁平足的程度建議製造足
弓墊及定期追蹤便可。患者如果 2 歲便開始治療，則需每半年追蹤
1 次，至 7 歲左右。腳長大、長長時，需更換新的足弓墊。

▨ 保健 DIY ▨

足弓（足底筋膜）伸展運動。（參
考本書第 222、223、228【運動四】
和 229 頁【運動五】）

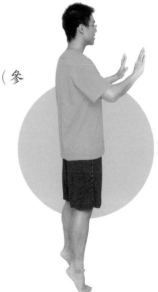

小朋友的疾病 CHILDHOOD DISEASES

脊柱側彎

脊柱側彎 // 小檔案

好發族群	幼童、青少年
症　　狀	外觀上會有兩側肩膀不同高，背後看脊柱是呈 C 型、倒 C 型或 S 型、倒 S 型彎曲線。偶有臀部一高一低，腰線也會歪一邊，穿褲子時褲管會一長一短。
易發季節	不限
禁　　忌	避免不正確姿勢。不要趴著做功課、看書、看電視，避免背太重的書包。

※ 症狀 ※

　　國小、國中學生，當他在站立、立正姿勢時，外觀上會有兩側肩膀不同高，若從背後看時，脊柱是呈 C 型、倒 C 型或 S 型、倒 S 型彎曲線，而非挺直的直線。隨著側彎的角度增加，除了肩膀一高一低外，臀部也會一高一低，腰線也會歪一邊，穿褲子時褲管會一長一短，所以也有患者以為是長短腳而來就診。當身體向前彎曲，從背後看過去時，兩側背部或肩胛部位的高度是左右不對稱、一高一低，也就是說左右不在同一水平面。

　　輕微的脊柱側彎，只有外形上的不美觀，但也會使患者有心理障礙。過度的、嚴重的脊柱側彎，除外形上的不美觀外，還會有胸廓的變形，因而影響心肺功能，

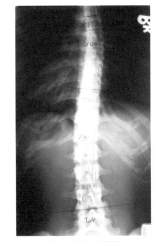

▲ 胸椎已明顯側彎。

159

所以要呼籲家長一旦發現孩子的脊柱側彎，還是早期帶他接受治療的好。

░ 成因 ░

引起脊柱側彎的原因很多，如小兒麻痺後遺症、先天性脊椎結構異常、先天肢體缺損、遺傳性疾病、外傷、國小學生、國中學生等。其中國小、國中學生是原發性脊柱側彎好發的年齡層，而原發性脊柱側彎是屬於原因不明的，約占所有脊柱側彎的 8％。

原發性脊柱側彎好發在成長中的青少年，根據作者於 1997 年對敦化國小 5,185 位學童做的脊柱側彎篩檢統計，男女比例是 1：2.2，女生比較多。盛行率約為 3％（「中華復健醫誌」：1998:26(2):47-52 國小學生脊柱側彎之篩檢）。因為原因不明也沒有不舒服的症狀，因而無法事先預防，往往發現的不是父母而是課外活動如游泳課，經同學發現告知才知道的。因此建議父母定期目視檢查一下孩子的肩膀有沒有一高一低，腰線有沒有歪斜、一高一低，有懷疑時儘早帶給專科醫師做進一步的檢查，達到早期發現早期治療的配合。

░ 診治 ░

● 早期發現早期治療

「早期發現早期治療」是避免脊柱側彎惡化的不二法門，若保持正確的姿勢，坐有坐相、站有站相、走有走相，配合矯正和各種治療，則側彎角度可獲改善不致惡化。處於發育時期的學童一旦被發現有脊柱側彎，一定要定期追蹤。

● 需要手術治療嗎？

輕度者（20 度以下）
只須每 3 個月定期追蹤檢查，勿讓病情加重。

中度者（20 ～ 35 度）
可用矯正背架矯正。

中度至重度者（≧ 35 度）
若彎曲角度每年緩慢的以小於 5 度的增加，則只須以背架治療，但需更密切的定期追蹤；若角度快速的增加，則手術治療是唯一選擇。

若角度急速的增加
除了要小心診察看是否只是單純的脊柱側彎，若已排除非其它原因引起的脊柱側彎，則手術固定治療可能比較有效阻止快速的角度惡化。20 歲以上者因骨骼已成形，快速惡化的程度有限，但仍須定期追蹤。

重度者（50 度以上）
須以手術治療。

● 保守治療方面

未達開刀標準，都可考慮以下的保守治療。

熱療
使肌肉和軟體組織放鬆。

牽引
目的在給予脊椎縱向的拉力。

電刺激治療
利用不同的電刺激頻率，使肌肉收縮和放鬆，加強無力肌肉的肌力。

鞋墊
如果脊柱側彎的原因是因兩腿不等長，鞋墊的墊高矯正可以很有效的阻止側彎角度的惡化。

運動治療
因長期穿戴背架，活動自然會減少，肌肉容易有廢用性的肌肉萎縮無力，骨質也會變差，所以每日脫下背架時，應要做 30 分鐘的全身柔軟操、背肌的拉筋和背肌運動。此外，若能輔以每週至少 4 次，每次 30 分鐘的游泳運動則效果更佳。

░ 保健 DIY ░

★ **穿著背架**：除洗澡外，背架隨時隨地都要穿著，無時無刻的要提醒自己，不論是站著、坐著或躺著，都要挺胸收小腹，目的使肌肉更有力。

★ **運動**：每日脫下背架時，應要做 30 分鐘的全身柔軟操、背肌的拉筋和背肌運動。此外，若能輔以每週至少 4 次，每次 30 分鐘的游泳運動則效果更佳。

★ **保持正確姿勢**：不要趴著做功課、看書、看電視，隨時挺胸收小腹。

★ **避免背太重的書包**：超過 3 公斤就是超重了。

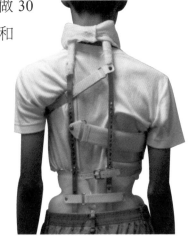

▲ 穿戴背架可以矯正脊柱側彎。

▼ 顯微鏡下的尿酸鈉鹽結晶體。呈細長的紡錘狀。

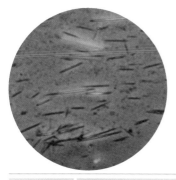

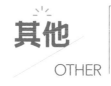
其他
OTHER

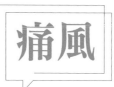
痛風

痛風 // 小檔案

好發族群	男性：青春期後有家族史者居多；女性：更年期後。
症　　狀	發炎關節有紅、腫、熱、痛的發炎症狀。
易發季節	任何季節。
禁　　忌	避免高普林食物（特別是動物性的）、暴飲暴食、肥胖。

痛風是最常聽到的結晶性關節炎之一，尿酸鈉鹽（monosodium urate monohydrate）是引起痛風關節炎的結晶體，所以痛風關節炎就是尿酸鈉鹽（以下簡稱尿酸）結晶沉澱在關節內引起發炎的疾病。痛風關節炎的盛行率約為 1%。

● 體內的尿酸怎樣來的？

痛風和尿酸有著非常密切的關係，那尿酸是什麼呢？尿酸是普林氧化代謝的最終產物，而普林又是什麼呢？又是從哪裡來的呢？普林的來源一部分是來自食物中的核蛋白，一部分則是來自身體內組織中核酸的分解，我們體內的尿酸大約有 1/3 是來自飲食，2/3 是來自身體內組織的新陳代謝。

正常血液中的尿酸值，男女會有一些差異，平均約在 7 毫克/100 毫升左右，超過此一數值時就是所謂的高尿酸血症了，此時關節是沒有的症狀的，若數值再持續的升高，關節發炎的機率就增加了，高尿酸血症占總人口約 5%，其中又只有 5 ～ 10% 會有痛風關節炎。

▨ 症狀 ▨

● 什麼是痛風關節炎？

尿酸在體內的濃度 7mg％時是呈飽和狀態，若超過此飽和點，尿酸就會有機會以結晶狀態析出，結晶體會沉澱在身體內任何一個地方，包括皮膚、腎臟、關節、脊髓神經等，沉澱在脊髓神經導致癱瘓的病例也曾聽聞過，只是一般以沉澱在關節處，特別是腳的大拇指關節、踝關節和膝關節的比較常見，一旦結晶體沉澱在關節處任何關節，關節就會引起紅、腫、熱、痛的發炎症狀，就是所謂的痛風關節炎了。

▨ 成因 ▨

痛風發生的原因，除了遺傳，還有環境因素的存在，通常飲酒、服用利尿劑、體內水分不夠、食用高普林食物，都容易激發痛風的發作。痛風關節炎可以發生在任何時間或季節，因其發生的原因與高普林飲食有關，高湯是高普林食物，火鍋湯、雞湯、排骨湯都是高湯也就是高普林食物，有高尿酸血症者在冬天愛吃火鍋又喝湯的，幾乎都會增加痛風關節炎的發生機率。所以冬天裡氣溫劇降火鍋旺季的時刻就是痛風關節炎發生的旺季。冬天少喝水也是激發痛風關節炎發作的原因之一。

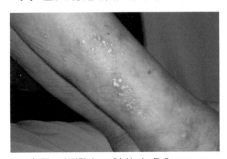
▲ 痛風石沉澱在下肢的皮膚內。

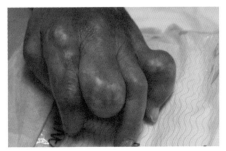
▲ 痛風石沉澱在指關節內。

● 尿酸的產生與排泄要平衡

既然有尿酸的生產，當然就有尿酸的排泄，而尿酸排泄的管道2/3 是由尿液直接排出，1/3 是經由細菌的作用將尿酸分解成氨及二氧化碳排出，另外有很少、很少的一小部分是經由汗腺排出。

正常人尿酸的產生與排泄是處於平衡狀態，當產生過多或排泄到體外的功能有障礙時，都會使體內的尿酸因蓄積而導致血中尿酸值升高，而這就是所謂的高尿酸血症。

● 正常的尿酸值是多少？

正常男性的尿酸值是 7 毫克 /100 毫升（7mg％），女性的尿酸值是 6 毫克 /100 毫升（6mg％），超過此正常值就是高尿酸血症。男性好發在青春期後，女性則好發在更年期後。

▨ 診治 ▨

有患者問，既然體內尿酸太多，他可不可以喝一些或吃一些鹼性的食物來中和一下尿酸？這種觀念是不正確的，尿酸的存在是在血液內而不是胃內，況且尿酸雖然稱之為尿酸，但它不是酸性的，所以不是直接用「中和」的原理那麼簡單，還是乖乖的和醫師配合和熟背下列的治療保健原則吧！

找出原因	就醫治療
只有高尿酸血症並沒有痛風關節炎時，不需要用藥物治療，但要找出引起高尿酸血症的原因，是因利尿劑藥物呢？或因攝取不當的食物呢？或是……？姑且不管是哪種原因引起，平日都要配合低普林的食物。	「痛風」顧名思義，這種錐心的關節疼痛發生時像風一樣來得很快，經治療後消失得也很快，所以當覺得關節有疼痛、微腫、微紅時就要就醫。

急性期的治療法

1. 藥 物	短暫使用非類固醇抗炎藥物和秋水仙素。
2. 冰 敷	間歇性的局部關節冰敷 20 分鐘。
3. 復健治療	關節發炎疼痛減緩後，需接受復健，以維持曾發炎的關節能有正常活動範圍。
4. 回 診	定時回診追蹤尿酸值和服用降尿酸藥物。

░ 保健 DIY ░

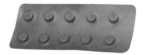

▲ 降尿酸藥物

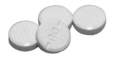

▲ 秋水仙素

★ **少吃高普林含量的食物**：特別是動物性來源的高普林含量食物，如動物內臟、海鮮、魚類、黃豆芽、蘆筍、香菇、高湯，火鍋的湯是屬於高湯，所以儘量不要喝。不是在急性期的時候，可以適量的攝取豆腐、豆干、豆漿等。

★ **儘量選擇低普林含量的食物**：如蛋類、奶類、葉菜類、瓜類、米、麥、甘藷和水果。

★ **控制體重**：避免暴飲暴食、肥胖，保持理想體重。

★ **避免過度運動**：過度的運動會使肌肉組織分解，產生大量的普林；也會增加體內脂肪分解，妨礙尿酸的排泄，所以過度的運動有時是引起急性痛風發作的原因。

★ **避免攝取過多蛋白質**：每日每公斤理想體重以 1 公克蛋白質最好，肉類每天以不超過 4 兩（約 150 公克）為原則。

★ **多喝水**：每天至少 2000 毫升以上的水分，可以幫忙尿酸的排泄和減低血中的尿酸濃度。

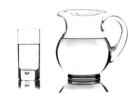

★ 避免含酒精的飲料：酒類在體內代謝會產生乳酸，妨礙尿酸的排泄。

● 養成飲食好習慣

高尿酸血症或痛風關節炎的低普林飲食平常就要養成，不是等發病時才意思意思的控制一下，要多看多背幾次食物表，讓它牢記在腦中，食物中普林的含量，下一頁表中的第一類是最低，第三類最高，平常能不碰最好不要碰，特別是動物性的普林來源。

● 培養痛風關節炎的正確觀念

直至目前為止，在診間我還常常聽到一些痛風關節炎患者對痛風保養的錯誤觀念，他們以為這次的痛風關節炎發作與下次的再次發作是沒有互相關連的，所以發作一次就找一次醫師（甚至每次都不是同一個醫師），把這次的問題解決後他就失蹤了，所以失蹤了一段時間，期間經過很多次的發作後再次見面時，患病關節的變形和關節的攣縮實在令我心疼。

所以當痛風關節炎的患者第一次來找我時，我是不管他以前有沒有發生過，都把他們當作是第一次發病，詳細講解這類病的治療追蹤過程，強調繼續追蹤的重要性，當然配合讀看高尿酸血症或痛風關節炎的書（如果他看得懂文字的話）是最好了，因知己知彼一定是百戰百勝，畢竟關節是受不了一再的傷害的。

當然有對我心存感激的患者，也有嫌我囉嗦的患者，但還是以前者居多。

其他
OTHER
假痛風

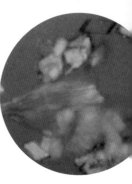

▶ 顯微鏡下假痛風的焦磷酸鹽結晶體。呈菱形狀。

好發族群	六十歲以上的銀髮族，年齡愈大發生的機率愈高，男性和女性的比例相同。
症　狀	發炎關節會紅、腫、熱、痛。
易發季節	任何季節
禁　忌	無

※ 症狀 ※

假痛風與痛風有類似的臨床表現，也是因結晶體沉澱在關節內引起關節發炎。急性發作時會和痛風一樣，關節紅、腫、熱、痛會突然出現，症狀會持續幾天之後才慢慢消失，在臨床上常被誤診為痛風。

※ 成因 ※

痛風就是痛風，怎麼那麼奇怪，痛風還有假的？那……什麼是假痛風呢？

因為臨床上，假痛風和痛風的症狀幾乎一樣，但治療和預防的方針完全不一樣，他們之間的差別是：痛風的結晶體是尿酸鈉鹽（monosodium urate monohydrate），假痛風的結晶體是焦磷酸鹽（calcium pyrophosphate dihy-drate），假痛風和痛風在臨床上的症狀實在很類似，但若分析關節液中的結晶體，痛風的尿酸鈉

鹽結晶體呈細長的紡錘狀，而假痛風的焦磷酸鹽結晶體是呈現菱形狀的，此外假痛風血液中的尿酸值是正常的。至於為什麼會形成焦磷酸鹽的結晶體，到目前為止尚不是很清楚，根據文獻的報導可能與賀爾蒙、鐵、鈣、銅的新陳代謝失調引起有關。

假痛風發生在 60 歲以上的銀髮族比較多，年齡愈大發生的機率愈高，男性和女性的發生比例相同。

▨ 診治 ▨

至目前為止，引起假痛風的原因尚屬不明，因此事前根本無法預防或使用藥物阻止焦磷酸鹽結晶體的形成，因此只能針對發炎症狀來治療。

藥物
短暫使用非類固醇抗炎藥物。發炎情況若太嚴重，必要時可同時合併口服類固醇的使用。

注射類固醇
關節的腫脹可考慮抽出關節液，再注入類固醇，可快速減輕關節發炎的疼痛。

冰敷
間歇性的局部關節冰敷 20 分鐘。

復健治療
關節發炎疼痛減緩後，需接受復健，維持曾發炎的關節的正常活動範圍。

回診
定時回診追蹤關節的發炎情況。

▨ 保健 DIY ▨

發炎關節局部冰敷，次數不限，只要覺得舒服即可。

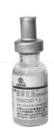

▲ 類固醇。抽出關節液，再注入類固醇，可快速減輕關節炎疼痛。

食物依普林含量分類表

類別	第一類 0～25 毫克普林／100 公克
奶、蛋、豆、魚、肉類	各種奶類及奶製品、各種蛋類、海參、海蜇皮
五穀根莖類	米、麥、米粉、冬粉、麵線、通心粉、麥片、玉米、馬鈴薯、甘藷、芋頭、太白粉、藕粉、蕃薯粉等
油脂類	植物油及動物油
蔬菜類	白菜、菠菜、莧菜、芥蘭菜、高麗菜、芹菜、花椰菜、韭菜、韭黃、苦瓜、小黃瓜、冬瓜、絲瓜、胡瓜、茄子、胡蘿蔔、蘿蔔、青椒、洋蔥、蕃茄、木耳、豆芽菜、醃菜類、香菜、薑、蔥、蒜頭、辣椒等
水果類	各種水果及果汁
其他	瓜子、葡萄干、龍眼干、蜂蜜、果凍、醬油、蕃茄醬、糖果等

第二類	第三類
25～150 毫克普林／100 公克	150～1000 毫克普林／100 公克
綠豆、紅豆、花生、豆腐、豆干、豆漿、味噌、雞肉、豬肉（瘦）、牛肉、羊肉、雞心、雞胗、鴨腸、豬腰、豬肚、豬腦、黑鯧魚、草魚、鯉魚、紅鱠、秋刀魚、鱔魚、鰻魚、旗魚、烏賊、蝦、螃蟹、鮑魚、魚翅、魚丸、鯊魚皮等 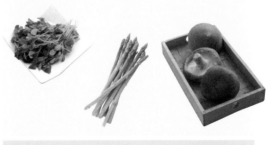	黃豆、發芽豆類、雞肝、雞腸、牛肝、鴨肝、雞肝、豬肝、豬小腸、白鯧魚、虱目魚、吳郭魚、魷魚、扁魚干、小魚干、干貝、蚌蛤、蛤蜊、鰱魚、四破魚、白帶魚、扁魚、鯊魚、沙丁魚、海鰻、小管、草蝦、牡蠣
青江菜、茼蒿菜、九層塔、四季豆、皇帝豆、豌豆、洋菇、鮑魚菇、海帶、筍干、金針、銀耳 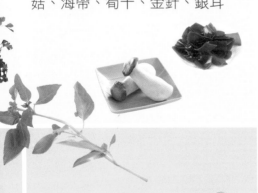	豆苗、黃豆芽、蘆筍、紫菜、香菇 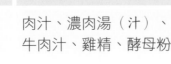
花生、腰果、栗子、蓮子、杏仁、枸杞	肉汁、濃肉湯（汁）、牛肉汁、雞精、酵母粉

PART3

▼

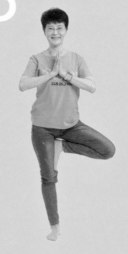

伸展運動
和
肌耐力訓練 ▶

隨著年齡的增長，身體各部位的機能本來就會逐漸退化，如果平日只會使用而不會保養，身體的機能會退化得更快，尤其是上班族是久坐不動會讓肌肉、肌腱、韌帶容易疲乏，引起拉傷或運動傷害。透過本單元復健科名醫特別規劃的伸展運動和肌耐力訓練，讓民眾在平常養成隨時隨地便拉拉筋、動一動每個關節的好習慣，除了可減少一些肌肉、骨骼的傷害之外，還可以增強肌肉的力量、肌肉的柔軟度、身體的免疫力和心肺功能，讓日子過得更好、更有品質哦！

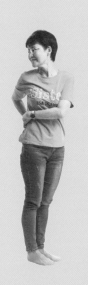

為什麼要做伸展運動和肌耐力訓練？

　　科技的快速發展、日新月異，讓現代人大部分的時間只要坐在電腦前面，不需走動，幾乎便能解決許多事情，坐著不動，固定一個姿勢固然舒服，但久而久之會讓肌肉、肌腱、韌帶容易疲乏，這種久坐不動的壞習慣拖愈久，肌肉的延展性、伸展度、柔軟度和耐力就會愈差。

　　隨著年齡的增長，身體各部位的機能本來就會逐漸退化，如果平日只會使用而不會保養（一般人對臉皮比較偏心，日日夜夜都只保養它），身體的機能會退化得更快，當然肌肉的柔軟度和力量也會不如年輕時的好，因此從年輕時，我們就該養成正確的使用方法和保養觀念，也就是說，能有機會動，就盡量製造機會去活動，畢竟活動就是指人活著就是要動，適當的活動會讓我們活得更健康更舒適。人生的五個儲蓄：健康、金錢、智識、經驗和友情，健康就擺在第一位，是最重要的，運動是儲蓄健康的原力，所以我們平常要養成運動的習慣，也要養成工作一段時間，就做一些伸展拉筋的運動，和每日規律的肌力、耐力訓練。

● 愈老愈差的肌耐力和柔軟度

　　肌肉、肌腱屬於軟體組織，它的耐力和柔軟度，隨著年齡的增長呈反比，也就是說，年齡愈大，軟體組織的伸展性、柔軟度和肌耐力就愈來愈差。

嬰兒身體扭曲成奇形怪狀的睡姿讓人是愈看愈可愛，怎麼樣的捲曲睡姿都不會引起肌肉、韌帶拉傷、扭傷的問題，若換作是成人則不然，稍微的扭曲或不正確的姿勢，甚至只是趴著睡個午覺，都會有機會引起不同程度的肌肉、韌帶傷害。所以利用規律的伸展操和肌力訓練來維持軟體組織的柔軟和耐力，是絕對可以減少一些因日常生活姿勢不當所引起的不適和傷害。

● 疲勞容易引起肌肉拉傷

　　對很多人而言，肌腱、肌膜、韌帶在任何一種靜態的姿勢，維持一段時間之後將會導致負責支撐該部位的軟體組織疲勞，在疲勞的情況下，若快速不經意的猛然轉換動作，很容易會引起肌肉的拉傷。許多人不知道盯著電腦、文書工作或看電視，都是屬於靜態的姿勢，所以坐在電腦前、處理文書檔案工作、看電視時，坐姿要保持正確的「正坐」，正坐是指坐著時背要正靠在有 90 度靠背的椅子上、臀部與大腿的夾角呈 90 度、大腿與小腿的夾角也是 90 度，雖然是正確的坐姿，但還是要養成短時間內換一下姿勢，順便拉拉筋、動一動每個關節的好習慣。

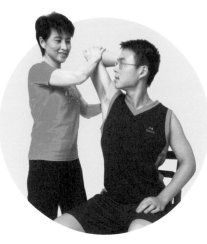

175

● 拉筋、伸展可減少運動傷害

拉筋也是一種伸展運動，有規律運動習慣的人都知道，身體軟體組織的柔軟度，雖然在前一天晚上睡覺時都很好，關節活動的角度也很大，但第二天早晨起床後，身體組織的柔軟度和關節的活動範圍都比睡前時差，如果此時因趕時間而省略了該有的運動前熱身運動，便貿貿然的進入常規運動，那就有機會發生運動傷害了。所以運動前的例行伸展運動一定要做，如果做得好、方法正確、拉的時間足夠，除了運動時有好的運動成績表現外，運動傷害也會因此而減少。

伸展運動操對久不運動而忽然又想再回去運動的人，也可以很有效的避免運動傷害。在此提醒本來有運動習慣的各位，以籃球隊員為例，若經過一段長時間休息不打籃球後，關節和肌肉已失去在有運動習慣時所訓練出來的適應效果，因此這時如果想再回去打籃球，一定要做好運動前的例行關節、肌肉的伸展運動至少 15 分鐘，再循序漸進的每天增加一點運動量，逐步的回到當籃球員時的水準，如果缺少了伸展拉筋的熱身運動，就想立刻回到休息前的運動水準，則肌肉、骨骼會因過度的拉扯而受傷，所以運動前的例行伸展運動，無論在什麼時、地都要執行。

● 肌肉的肌力和耐力訓練也很重要

肌肉的耐力不足和無力，是造成工作時、運動時容易受傷的原因，在我們的日常生活中，許多動作都是需要對抗地心引力的，例如提取物件、曬衣物、走路、站起來、上階梯等等，如果

肌力、耐力差，動作就無法完成，就算勉強完成，也會造成不等程度的傷害，所以我們一定要擁有和維持能應付日常生活中最基本的肌耐力，至少可以對抗自己身體的重量和地心引力，才能完成許多動作而又不會受到傷害。

因此，肌肉的重量訓練，除了可以減少負重關節如脊椎關節、髖關節、膝關節的磨損外，還可以改善上班族因為肌力、耐力不足，無法負荷，而又不能不做的工作所引起的傷害，如需要臂力很好的廚師、需要全身肌力很好的搬運動工、需要肌耐力很好的電腦工程師、老師、醫師等。

伸展運動和肌耐力訓練同樣都是很重要的。書中的伸展運動和重量訓練視自己的需要，可以全部做，也可以挑著需要的部分跟著做，上班時在不影響工作的情況下或休息時，只要有空便抽一點點時間，選擇自己需要加強力量的部位跟著書中的動作和方法，熟記和勤練，最後是規律的固定執行，假以時日您將會看到自己的好成果。（書中每個動作所列次數為建議次數，可視情況、時間、嫻熟度，逐漸增加練習次數。動作中使用啞鈴的部分，為了防止手部在抓握時因施力不當造成一些本來可避免掉的傷害，不建議使用替代品。啞鈴和沙包均可在運動用品店買得到。躺著的動作需要墊墊子，比較不會引起身體骨頭突出部分的壓痛。）

再次提醒大家，本章中所提的每一個動作，每個人的接受程度都不一樣，應視自己的情況和需求來選擇，除了飯後不適合運動外，任何時間皆可進行，但務必要切記，任何一個動作都要遵守「循序漸進」、「量力而為」、「持之以恆」的原則來進行，才不會造成運動傷害。

頸部
NECK

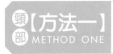 【方法一】 頸部前後左右阻力運動
METHOD ONE

預防頸部神經、肌力的受傷

功效▶ 增加頸部肌肉力量和耐力，使頸部的神經和肌肉無論是工作或運動，
都不容易受傷。

次數▶ 5 次。

▼ STEP BY STEP

1 背挺直，可以站著或是坐在椅子上，若坐著，可以靠椅背。頭傾斜至右邊
35 ～ 45 度的姿勢。以右手貼著右臉頰加阻力往反方向推。推的力量以自己
覺得舒適為主。保持這種右側傾斜加阻力的姿勢，維持 20 秒。

2 頭傾斜至左邊 35 ～ 45 度的姿勢。以左手貼著左臉頰加阻力往反方向推。
推的力量當然也是以自己覺得舒適的力量為主。保持這種左側傾斜加阻力
的姿勢，維持 20 秒。

3 頭稍微往前低。用右（或左手）貼著前額往後方推。推的力量以自己覺得舒
適為主。保持這種加阻力不動的姿勢，維持 20 秒。

4 頭稍微往後仰。用右（或左手）貼著後腦勺往前推。推的力量以自己覺得舒
適為主。保持這種加阻力不動的姿勢，維持 20 秒。

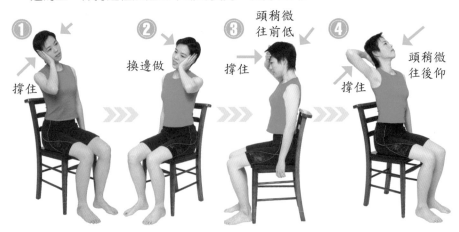

醫師小叮嚀

● 頭傾斜的角度可以按照自己覺得舒服的感受，從 0 ～ 45 度都可自由選擇，
切莫貪多。

● 手加阻力的力量，只要覺得舒適即可，不需使用蠻力。

● 以維持 20 秒為主。不可隨著自己忙或不忙來更改或增減時間。

● 每天重複練習和訓練才有效果，偶爾 1 次或偶爾 10 次都不會有效。

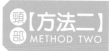 **【方法二】**
METHOD TWO

頸肩運動

減緩頸部、肩膀的不適與疼痛，避免頸部肌膜炎和肩膀的沉重感

功效▶ 頸部肌肉和斜方肌（trapezius muscle.，斜方肌是連接頸部和肩膀之間的一塊肌肉）的伸展性運動，有效的減緩頸部、肩膀的不適和疼痛，避免頸部肌膜炎和肩膀的沉重感。

次數▶ 5 次。

▼ STEP BY STEP

1 坐在椅子上，背挺直。手臂放鬆下垂在身體旁。

2 右手抓住椅子坐墊右邊的邊緣。頭和身體往左邊斜傾。以自己覺得舒適的力量維持此斜傾姿勢 20 秒。回到步驟 1。

3 換邊重複步驟 2 的動作。

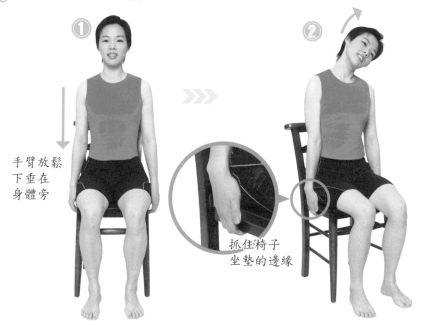

手臂放鬆
下垂在
身體旁

抓住椅子
坐墊的邊緣

醫師小叮嚀

- 身體傾斜時是往正右方或正左方，而非隨心所欲無固定方向的傾斜。
- 維持傾斜的時候手要抓穩椅子邊緣，手臂要伸直。
- 可在工作告一段落時拉拉筋，只需 1～2 分鐘而已。

PART3 伸展運動和肌耐力訓練

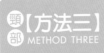
頸部旋轉運動

減緩頸部左右和內側肩膀肌肉的不適和疼痛，避免頸部肌膜炎
和肩膀的上棘肌肌腱炎

功效▶ 頸部肌肉的伸展運動，可減緩頸部左右和內側肩膀肌肉的不適和疼痛，避免頸部肌膜炎和肩膀的上棘肌肌腱炎。

次數▶ 5 次。

▼ STEP BY STEP

1 背挺直，可以站著或是坐在椅子上，若坐著，背可以靠椅背。手臂放鬆下垂在身體旁。

2 慢慢把頭轉向左邊的肩膀，維持 5 秒。

3 換邊重複步驟 2 的動作。

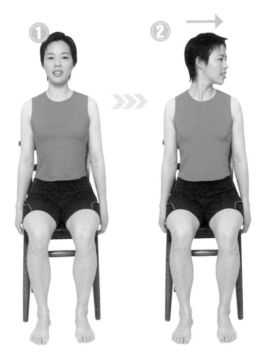

醫師小叮嚀

● 轉頭時，頭的位置是在水平面，不低頭也不抬頭。

● 頭分別旋轉至左右兩邊的角度若不一樣時，角度轉得小的那邊表示肌肉比較緊、延展度比較差，平日應加強，要多做，短時間的文書、電腦工作後最好都做 1 次。

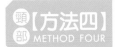

頸部低頭旋轉運動

減緩頸部和上背部的不適和疼痛，避免頸部肌膜炎和脊椎旁肌肉發炎

功效▶ 頸部肌肉的伸展運動，可減緩頸部和上背部的不適和疼痛，避免頸部
肌膜炎和脊椎旁肌肉發炎。

次數▶ 5 次。

▼ STEP BY STEP

1 背挺直，可以站著或是坐在椅子上，若坐著，背可以靠椅背。手臂放鬆下垂
在身體旁。頭往前輕輕低下。

2 慢慢把頭轉向右邊的肩膀。

3 低著頭從右肩開始慢慢向左肩方向轉過去。

4 還是低著頭慢慢再從左肩向右肩方向轉回去。

5 重複步驟 3、4 的動作。

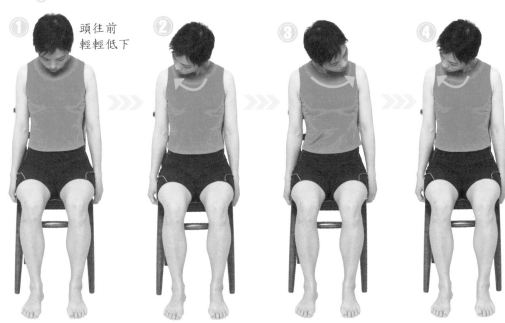

① 頭往前
輕輕低下

醫師小叮嚀

● 低著頭從右肩向左肩方向轉過去，或是再從左肩向右肩方向轉回來，可以假
設是用自己的下巴在胸前來回重複畫 180 度的半圓圈。

● 低頭的角度以舒適的角度為主，不可太勉強。

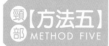 頸部【方法五】 METHOD FIVE

頸部前後伸展運動

減緩頸部前後肌肉的不適和疼痛，避免頸部肌膜炎

功效▶ 頸部肌肉的伸展運動，可減緩頸部前後肌肉的不適和疼痛，避免頸部肌膜炎。

次數▶ 5 次。

▼ STEP BY STEP

1 背挺直，可以站著或是坐在椅子上，若坐著，背可以靠椅背。手臂放鬆下垂在身體旁。

2 頭保持向正前方看的位置，以右手（或左手）食指輕壓下顎，頭同時往後縮。

3 接著換拇指托著下巴往前拉，頭同時往前伸。

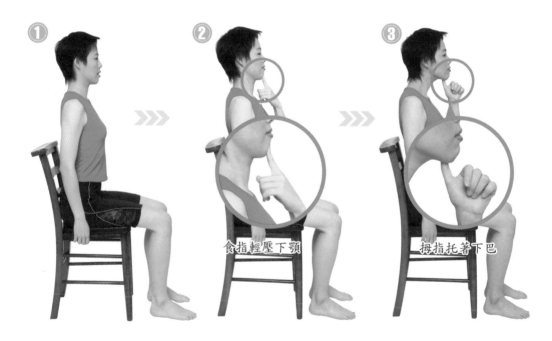

食指輕壓下顎　　　拇指托著下巴

醫師小叮嚀

● 拇指、食指的角色只是輕輕的輔助幫忙帶動頭部前後動，頭部自己也要輕輕的配合手指，跟著同一方向順暢的前後活動。

● 運動時用左手手指或右手手指都可以，以方便為主。

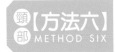
聳肩運動

增加頸部的斜方肌力量，減緩頸肩不適和沉重感

功效▶ 頸部、肩膀肌肉的伸展性運動，可增加頸部的斜方肌力量，減緩頸肩不適和沉重感。

次數▶ 5 次。

▼ STEP BY STEP

1 背挺直，可以站著或是坐在椅子上，若坐著，可以靠椅背。手臂放鬆下垂在身體旁。

2 兩側肩膀同時聳起至耳朵旁，然後非常緩慢的把肩膀慢慢放下。

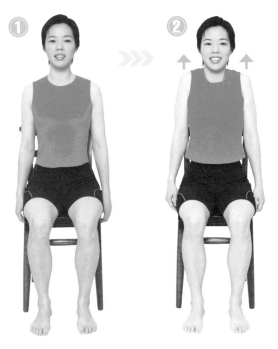

醫師小叮嚀

● 背一定要挺直，肩膀只要往耳朵方向聳起，無法至耳朵旁沒關係，放下時盡可能的慢慢下來。

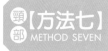
肩膀旋轉運動

減緩頸、肩、上背部的不適和疼痛

功效▶ 頸部、肩膀肌肉的伸展運動，可減緩頸、肩、上背部的不適和疼痛。

次數▶ 向前、往後各 5 次。

▼ STEP BY STEP

1 背挺直，可以站著或是坐在椅子上。手臂放鬆下垂在身體旁。

2 兩側肩膀同時聳起，手臂不動，用肩膀向前畫圓圈 5 圈。

3 重複步驟 2 的聳肩，此時圈圈是向後畫 5 圈。

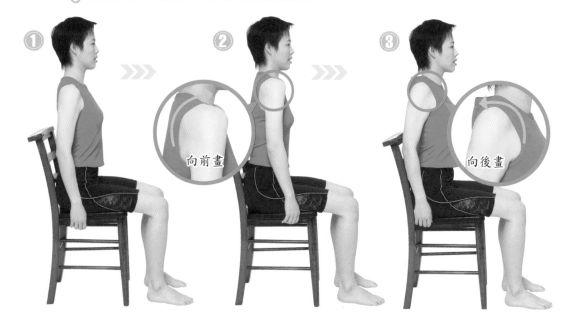

向前畫

向後畫

醫師小叮嚀

● 選擇坐在椅子上做時，背要挺直，不要靠背，因椅背會阻礙肩膀旋轉的順暢。

背部
BACK

僵直性脊椎炎，顧名思義，主要強調的是脊柱會因失去柔軟而變僵直。以下的【方法一】至【方法五】強調的是伸展拉筋，目的是使脊柱維持該有的柔軟度，所以僵直性脊椎炎的患者需要將這五個方法納入每天早晚的例行運動。【方法六】至【方法十】強調的是脊柱核心肌群的肌力和耐力運動，是避免和治療腰酸背痛的主要運動。讀者可依自己的需求選擇某些項目或全部做都可以。

背部【方法一】
METHOD ONE

背部上下前屈
減少腰酸背痛，保護脊椎，消除腹部贅肉

功效▶ 背腹肌之伸展及肌力運動，大腿後肌之伸展運動。延展背部過分緊縮的肌肉和韌帶，加強背腹肌的力量，有穩定保護脊柱的功效，可有效的減少腰酸背痛和消除腹部贅肉。

次數▶ 新手開始時只要重複 3 次，之後每隔一天增加 1 次，可增加至 10 次。

▼ STEP BY STEP

1 站立，雙腳與肩同寬，挺胸像要把身體拉長的感覺，收小腹，腳跟不離地。

2 頭低下，身體慢慢地向前方彎下去。雙手分別扶著兩側膝蓋後方，前額慢慢試著再往膝蓋方向靠近一點。維持 10 ～ 15 秒。

醫師小叮嚀

● 運動時，整個過程都要維持挺胸、收小腹，不要彎腰駝背，同時配合穩定、順暢、規律的呼吸，不要憋氣。

● 如果身體無法很自然的往前彎下去，則表示背肌、大腿後肌太緊，柔軟度、延展性都不夠。

● 身體彎不下去時，不可勉強的繼續彎，而是加強訓練採取每天增加一點向前彎下的角度，使伸展的角度逐步增加。

● 訓練至自身能往下彎的極限角度後，一定要維持每天例行訓練，一旦休息幾天沒做，再開始做時必須從最輕鬆的角度開始，才不會讓肌肉扭傷。

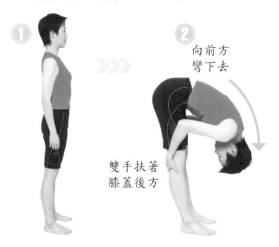

① ②
向前方彎下去
雙手扶著膝蓋後方

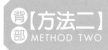
背部左右前屈

減少腰酸背痛和消除腹部、兩側腰部贅肉，有纖腰作用

功效▶ 背腹肌、背腹斜肌之伸展及肌力運動，大腿後肌之伸展運動。延展背部及側背部過分緊縮的肌肉和韌帶，加強背腹肌、背腹斜肌的力量，可有效的減少腰酸背痛和消除腹部、兩側腰部的贅肉，有纖腰的效益。

次數▶ 新手開始時只要重複 3 次，之後每隔一天增加一次，可增加至 10 次。

▼ STEP BY STEP

1 站立，雙腳與肩同寬，挺胸像要把身體拉長的感覺，收小腹，腳跟不離地。

2 身體轉向右前方，頭低下，身體慢慢向右腿方向彎下去，同一時間雙手往右腳方向伸直，有要摸到腳趾間的趨向。維持 10 ～ 15 秒。

3 換邊重複步驟 1、2 的動作。

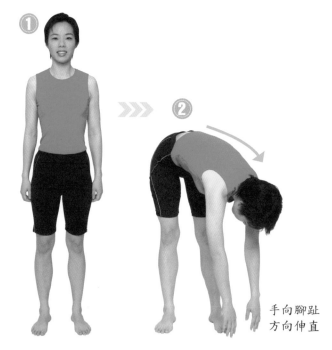

手向腳趾
方向伸直

醫師小叮嚀

● 運動時，整個過程都要維持挺胸、收小腹，不要彎腰駝背，同時配合穩定、順暢、規律的呼吸，不要憋氣。

● 身體彎不下去時，不可勉強的繼續彎，而是加強訓練，採取每天增加一點彎下的角度，使伸展的角度逐步增加。

● 訓練至自身能往下彎的極限角度後，一定要維持每天例行訓練，一旦休息幾天沒做，再開始做時必須從最輕鬆的角度開始，才不會讓肌肉扭傷。

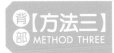 **【方法三】**
METHOD THREE

背部後仰
減少腰酸背痛，增強背部肌肉力量，保護脊椎

功效▶ 背肌的肌力運動和腹肌之伸展運動。加強背肌的力量和增加脊柱的伸縮性，有穩定保護脊柱的效能，可有效的增加軀幹的耐力和減少腰酸背痛。

次數▶ 3 次，每隔一天增加 1 次，可增加至 10 次。

▼ STEP BY STEP

1 站立，雙腳與肩同寬，挺胸像要把身體拉長的感覺，收小腹，兩手叉腰（大拇指向前、其他四指支撐背部），腳跟不離地。

2 從腰部開始慢慢將上半身往後仰，仰至眼睛可看到天花板的角度。維持 10 秒。

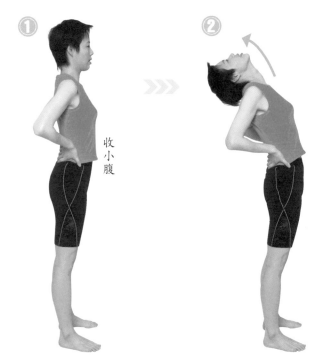

收小腹

醫師小叮嚀

● 運動時，整個過程都要維持挺胸、收小腹，整個過程都不可閉眼睛，因需要眼睛輔助避免摔跤。

● 平衡不好的人不可以做。

● 後仰的角度量力而為，新手宜採取每天增加一點後仰角度，慢慢增加，不可太勉強。

PART3 伸展運動和肌耐力訓練

187

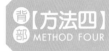
背部旋轉

減少腰酸背痛和消除腰部贅肉,有纖腰作用

功效▶ 背部肌肉之伸展運動,可有效的增加軀幹的旋轉活動範圍和軀幹的耐力,有減少腰酸背痛、消除腰部贅肉、纖腰的作用。

次數▶ 左右側各 3 次,隔一天增加 1 次,可增加至 10 次。

▼ STEP BY STEP

1 站立,雙腳與肩同寬,挺胸像要把身體拉長的感覺,收小腹,兩手叉腰,腳跟不離地。

2 從腰部開始慢慢將上半身往右邊旋轉,旋轉至腰部背部有伸展拉緊的感覺。膝蓋可微彎。維持 10 ～ 15 秒,回到步驟 1。

3 換邊重複步驟 2 的動作。

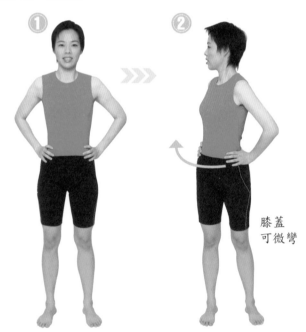

膝蓋
可微彎

醫師小叮嚀

● 運動時,整個過程都要維持挺胸、收小腹,不要彎腰駝背,同時配合穩定、順暢、規律的呼吸,不要憋氣。

● 身體旋轉時,角度要慢慢的增加,不可猛拉或勉強的猛轉,旋轉的角度可以每天逐步的增加。

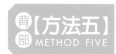
【方法五】
背部 METHOD FIVE

背肩側彎
消除蝴蝶袖，纖腰

功效▶ 主要是腹斜肌之伸展性及肌力運動，但可同時伸展肩膀和手臂的三頭肌（蝴蝶袖的部位）。可消除蝴蝶袖，纖腰。

次數▶ 左右側各 3 次，隔一天增加一次，可增加至 10 次。

▼ STEP BY STEP

1 站立，雙腳與肩同寬，挺胸像要把身體拉長的感覺，收小腹，腳跟不離地。此動作也可坐著做，唯仍需挺胸把上身拉長，不可靠椅背。

2 右手臂高舉過頭，手肘彎曲靠在後腦勺上，以左手握住右手肘。左手拉著右手肘、上半身同時往左側腰的方向慢慢彎下至右側腰有被拉緊伸展的感覺。維持 10 ～ 15 秒，回到步驟 1。

3 換邊重複步驟 2 的動作。

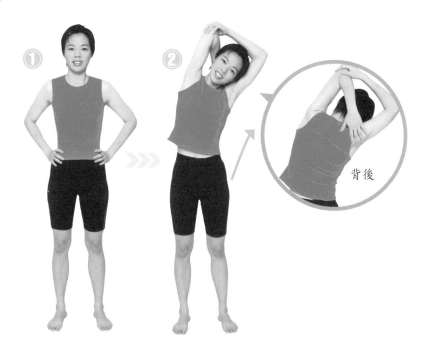

背後

醫師小叮嚀

● 此動作在身體往左右側的方向彎曲時，極易把背肌肉拉傷，因此一定要注意不可貪快，角度不可一次猛然拉到低至極限的程度，不論對此動作有多純熟，每次伸展時都要從小的角度慢慢開始。

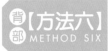
背部大腿後肌的拉筋

減緩腰酸背痛和長距離行走後的大腿疼痛

功效▶ 背肌、大腿後肌之伸展性運動,有效的鬆弛背部和大腿後肌過分緊縮
的肌肉和韌帶,可減緩腰酸背痛和長距離行走後的大腿疼痛。

次數▶ 新手開始時只要重複 3 次,之後每隔一天增加
一次,可增加至 10 次。

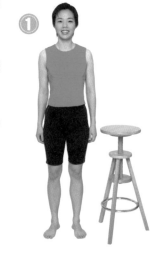

▼ STEP BY STEP

1 準備一張椅背與鼠蹊部同高的椅子,或桌面與鼠蹊
部同高的桌子。站立,雙腳與肩同寬,挺胸收小腹,
腳跟不動離地。

2 右腿站穩,左腿平舉,膝蓋不彎曲,墊放在前面的椅
背(或桌面)上。

3 上半身往前彎,試著將前額慢慢往膝蓋方向靠攏。

4 雙手同時抓住左腳弓部位。維持 10 秒。

5 換邊重複步驟 2～4 的動作。

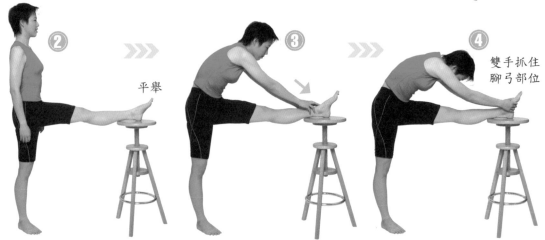

平舉

雙手抓住
腳弓部位

醫師小叮嚀

● 前額慢慢往膝蓋方向靠攏的動作,注意避免背肌大腿後肌的拉傷,不需太勉
強,量力而為,每天增加一點角度。

● 雙手同時抓住腳弓部位的動作,不需緊抓,只需輕鬆的扶著腳板的腳弓部位。

● 椅子要穩,抬腳過程中,身體要站穩,避免摔跤。

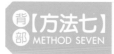 **【方法七】**
METHOD SEVEN

腹肌、臀大肌運動

減少腰酸背痛，消除腹部、臀部、大腿贅肉，可塑腰提臀

功效▶ 加強腹部核心肌群、臀大肌和骨盆肌肉的力量和耐力的運動。可有效
的減少腰酸背痛，消除腹部、臀部、大腿的贅肉，有塑腰提臀的功效。

次數▶ 重複 3 次，之後每隔一天增加一次，可增加至 10 次。

▼ STEP BY STEP

1 仰臥平躺，雙腳與肩同寬，雙手置身旁，曲膝，腳掌平貼地面。

2 收縮腹部肌肉，同時收縮臀部肌肉（夾臀），慢慢把臀部抬高，維持 5 秒，
慢慢回到步驟 1。

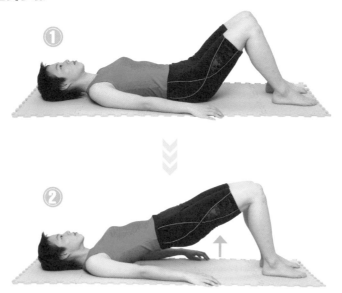

醫師小叮嚀

● 臀部抬高時，骨盆不可搖動，抬臀的過程中，腹部和臀部肌肉都維持在收縮
狀態。

● 抬臀時，身體的重量不可壓迫在頸部，應分別由兩側肩胛、兩上肢、兩腳掌分
擔。

PART3 伸展運動和肌耐力訓練

191

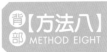
仰臥起坐

減緩頸背的疼痛和消除上腹部、腰部的贅肉

功效▶ 頸、背肌的伸展拉筋和強化腹部核心肌群的運動，有效的減緩頸背的疼痛和消除上腹部、腰部的贅肉。

次數▶ 新手開始時只要重複 3 次，之後每隔一天增加 1 次，可增加至 10 次。

▼ STEP BY STEP

1 仰臥平躺，收縮腹部肌肉、曲膝、腳掌平貼地面，雙手抱著後腦勺。

2 慢慢將頭、頸、雙肩抬離地板，腹部同時收縮，維持 5 秒，慢慢回到步驟1。

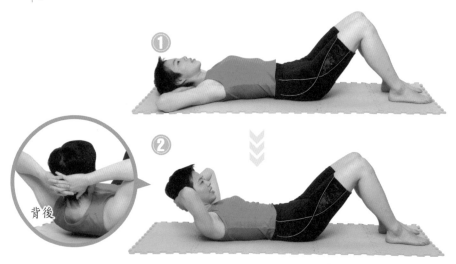

背後

醫師小叮嚀

● 頭、頸抬離地時，雙手要給予頸肌足夠的支撐，避免頸肌受傷。

● 上身抬高維持 5 秒鐘的過程中，腹部要一直保持收縮，下背部不離地，骨盆要保持平穩，不能左右搖擺。

腹肌、臀大肌運動（雙手抱單腳）

減緩腰酸背痛，消除上腹部和腰部的贅肉，避免臀部下垂

功效▶ 背肌、大腿後肌的伸展運動和強化腹部核心肌群的運動，有效的減緩
腰酸背痛，消除上腹部和腰部的贅肉，避免臀部下垂。

次數▶ 新手開始時只要重複 3 次，之後每隔一天增加 1 次，可增加至 10 次。

▼ STEP BY STEP

1 仰臥平躺，雙腳與肩同寬，雙手置身旁，曲膝，腳掌平貼地面。

2 雙手抱勾著靠近膝蓋處的右大腿，頭、頸、雙肩抬離地板，將大腿慢慢往胸
前靠近，腹部同時收縮，維持 5 秒，慢慢回到步驟 1。

3 換邊重複步驟 2 的動作。

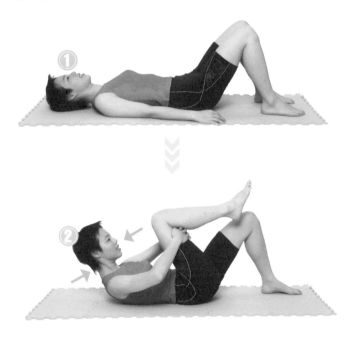

醫師小叮嚀

● 一腿彎曲時，另一腿可以伸直也可以彎曲。

● 骨盆要穩住，不要左右搖晃。

● 保持平穩順暢的呼吸，不動要憋氣。

PART3 伸展運動和肌耐力訓練

193

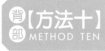【方法十】METHOD TEN 背部

腹肌、臀大肌運動（雙手抱雙腳）

減緩腰酸背痛，消除上腹部和腰部的贅肉，避免臀部下垂

功效▶ 背肌、大腿後肌的伸展性運動和強化腹部核心肌群的運動，有效的減緩腰酸背痛，消除上腹部和腰部的贅肉，避免臀部下垂。

次數▶ 新手開始時只要重複 3 次，之後每隔一天增加 1 次，可增加至 10 次。

▼ STEP BY STEP

1 仰臥平躺，雙腳與肩同寬，雙手置身旁，曲膝，腳掌平貼地面。

2 雙手分別抱勾著靠近膝蓋處的左、右大腿，頭、頸、雙肩抬離地板，將兩大腿慢慢往胸前靠近，腹部同時收縮，維持 5 秒，慢慢回到步驟 1。

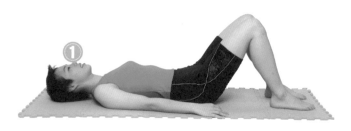

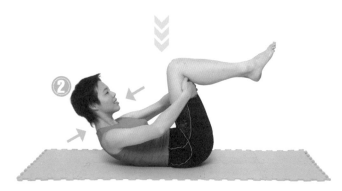

醫師小叮嚀

● 頭、頸、雙肩抬離地板，雙手拉著兩側大腿往胸前靠近（像蝦米）時，兩膝要儘量靠攏，不要開開的。

● 骨盆要穩住，不要左右搖晃。保持平穩順暢的呼吸，不要憋氣，但腹部要保持收縮。

肩膀
SHOULDER

肩關節的正常活動範圍有 6 個，它們分別是：前屈（手臂高舉過頭）、後伸（手臂往背後伸）、外展（手臂往身體外側張開，繼續往頭方向舉高）、外旋（梳後腦勺頭髮的動作）、內旋（扣胸罩扣子的動作）和內收（手臂摸向對側肩膀）。要避免肩關節的傷害而導致五十肩，平日就要做好下列運動。避免五十肩的方法是肩膀周圍的肌力訓練。以下的前七個的方法，訓練時只要輕鬆的徒手做完 50 下，便可考慮加啞鈴做進一步的訓練（示範動作為加上啞鈴時的情形）。

肩膀【方法一】 METHOD ONE
二頭肌運動（手心向前）
避免發生手臂二頭肌肌腱炎和五十肩

功效▶ 二頭肌是負責肩關節活動的肌肉之一，增加二頭肌的力量訓練，使肩關節更穩定，可有效的避免發生手臂二頭肌肌腱炎和五十肩。

次數▶ 10 次，逐漸增加至 50 次。

▼ STEP BY STEP

1. 站或坐，兩手自然擺放身體兩側，手心向「前」，手握啞鈴。

2. 彎曲手肘到底後，慢慢的把手臂放下回到身體旁。

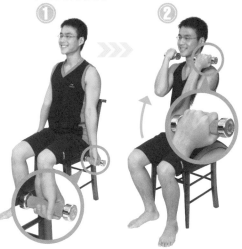

醫師小叮嚀

- 可以兩手同時做，也可以先做右（左）邊、再做左（右）邊。

- 新手開始時不加重量，重複 10 下或感覺有點累便要停止，千萬不要勉強，適應後慢慢的從 10 下逐漸的增加至 50 下。

- 50 下覺得很輕鬆時，可考慮增加約 1 公斤的啞鈴，再從 10 下開始。

- 適應 1 公斤啞鈴的重量後（很輕鬆的做完 50 下），視自己的情況可考慮慢慢的、逐漸的增加啞鈴的重量，每次增加 0.5 公斤再從 10 下開始。啞鈴的重量，5 公斤是極限。

- 次數不可貪多，重量不是愈重愈好，注意過度運動和避免運動傷害。

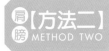

二頭肌運動（手心向後）

避免二頭肌肌腱受傷而發生五十肩

功效▶ 二頭肌是負責肩關節活動的肌肉之一，增加二頭肌的力量訓練，使肩關節更穩定，可有效的避免二頭肌肌腱受傷而發生五十肩。

次數▶ 10 次，逐漸增加至 50 次。

▼ STEP BY STEP

1 站或坐，兩手自然擺放身體兩側，手心向「後」，手握啞鈴。

2 彎曲手肘到底後，慢慢的把手臂放下回到身體旁。

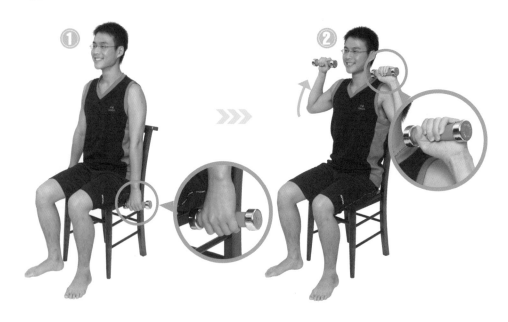

醫師小叮嚀

● 可以兩手同時做，也可以先做右（左）邊、再做左（右）邊。

● 新手開始時不加重量，重複 10 下或感覺有點累便要停止，千萬不要勉強，適應後慢慢的從 10 下逐漸的增加至 50 下。

● 50 下覺得很輕鬆時，可考慮增加約 1 公斤的啞鈴，再從 10 下開始。

● 適應 1 公斤啞鈴的重量後（很輕鬆的做完 50 下），視自己的情況可考慮慢慢的、逐漸的增加啞鈴的重量，每次增加 0.5 公斤，再從 10 下開始。啞鈴的重量，5 公斤是極限。

● 次數不可貪多、重量不是愈重愈好，注意過度運動和避免運動傷害。

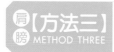

三角肌前屈運動（手心向前）

避免前三角肌、旋轉肌肌腱受傷而發生五十肩

功效▶ 三角肌是肩關節活動的肌肉之一，分有三部分，各自負責肩關節的前屈、伸直和外展，增加三角肌的力量，可使肩關節有力而更穩定，有效的避免前三角肌、旋轉肌肌腱受傷而發生五十肩。此部分強調「前屈」的力量訓練。

次數▶ 10 次，逐漸增加至 50 次。

▼ STEP BY STEP

1 站或坐，兩手自然擺放身體兩側，手肘伸直，手心向「前」，手握啞鈴。

2 雙手向前平舉至與水平面平行後，慢慢的把手臂放下回到身體旁。

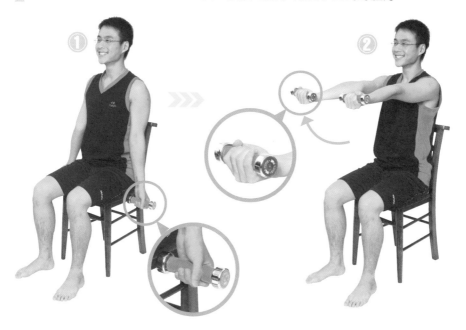

醫師小叮嚀

- 可以兩手同時做，也可以先做右（左）邊、再做左（右）邊。
- 新手開始時不加重量，重複 10 下或感覺有點累便要停止，千萬不要勉強，適應後慢慢的從 10 下逐漸的增加至 50 下。
- 50 下覺得很輕鬆時，可考慮增加 1 公斤的啞鈴，再從 10 下開始。
- 適應 1 公斤啞鈴的重量後（很輕鬆的做完 50 下），視自己的情況可考慮慢慢的、逐漸的增加啞鈴的重量，每次增加 0.5 公斤，再從 10 下開始。啞鈴的重量，5 公斤是極限。
- 次數不可貪多、重量不是愈重愈好，注意過度運動和避免運動傷害。

PART 3 伸展運動和肌耐力訓練

197

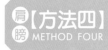 **【方法四】** METHOD FOUR

三角肌前屈運動（手心向後）

避免前三角肌、旋轉肌受傷而發生五十肩

功效▶ 三角肌是肩關節活動的肌肉之一，負責肩關節的前屈、伸直和外展，增加三角肌的力量，可使肩關節有力而更穩定，有效的避免前三角肌、旋轉肌受傷而發生五十肩。此部分也是強調「前屈」的力量訓練。

次數▶ 10 次，逐漸增加至 50 次。

▼ STEP BY STEP

1 站或坐，兩手自然擺放身體兩側，手肘伸直，手心向「後」，手握啞鈴。

2 雙手向前平舉至與水平面平行後，慢慢的把手臂放下回到身體旁。

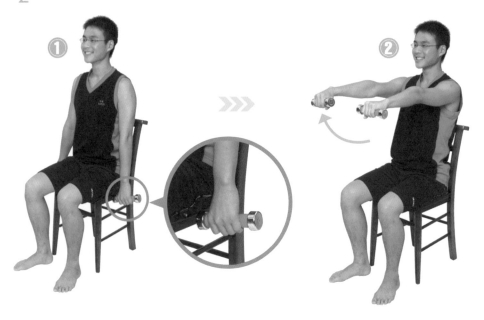

醫師小叮嚀

● 可以兩手同時做，也可以先做右（左）邊、再做左（右）邊。

● 新手開始時不加重量，重複 10 下或感覺有點累便要停止，千萬不要勉強，適應後慢慢的從 10 下逐漸的增加至 50 下。

● 50 下覺得很輕鬆時，可考慮增加 1 公斤的啞鈴，再從 10 下開始。

● 適應 1 公斤啞鈴的重量後（很輕鬆的做完 50 下），視自己的情況可考慮慢慢的、逐漸的增加啞鈴的重量，每次增加 0.5 公斤，再從 10 下開始。啞鈴的重量，5 公斤是極限。

● 次數不可貪多、重量不是愈重愈好，注意過度運動和避免運動傷害。

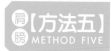 **【方法五】**
METHOD FIVE

三角肌外展運動 （手心向內）

避免側三角肌、旋轉肌受傷而發生五十肩

功效▶　三角肌是肩關節活動的肌肉之一，分有三部分，各自負責肩關節的前
　　　　屈、伸直和外展，增加三角肌的力量，可使肩關節有力而更穩定，有
　　　　效的避免側三角肌、旋轉肌受傷而發生五十肩。此部分強調「外展」
　　　　的力量訓練。

次數▶　10 次，逐漸增加至 50 次。

▼ STEP BY STEP

1　站或坐，兩手自然擺放身體兩側，手肘伸直，手心向「內」，手握啞鈴。

2　雙手手臂往身體外側張開舉至與水平面平行後，慢慢的把手臂放下回到身
　　體旁。

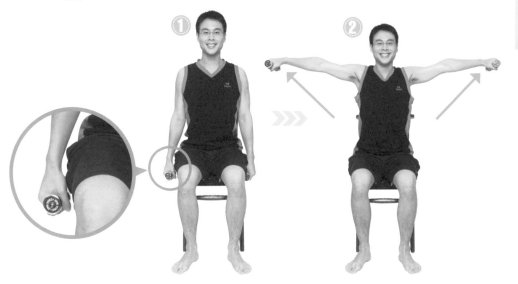

醫師小叮嚀

● 可以兩手同時做，也可以先做右（左）邊、再做左（右）邊。

● 新手開始時不加重量，重複 10 下或感覺有點累便要停止，千萬不要勉強，適
　應後慢慢的從 10 下逐漸的增加至 50 下。

● 50 下覺得很輕鬆時，可考慮增加 1 公斤的啞鈴，再從 10 下開始。

● 適應 1 公斤啞鈴的重量後（很輕鬆的做完 50 下），視自己的情況可考慮慢慢
　的、逐漸的增加啞鈴的重量，每次增加 0.5 公斤，再從 10 下開始。啞鈴的重
　量，5 公斤是極限。

● 次數不可貪多、重量不是愈重愈好，注意過度運動和避免運動傷害。

旋轉肌運動（水平伸展）

增強旋轉肌力量，穩定肩關節，避免發生五十肩

功效▶ 增強旋轉肌力量，穩定肩關節，避免發生五十肩。旋轉肌也是穩定肩關節的大功臣，旋轉肌愈有力量、耐力愈好時，手臂高舉過頭的動作或運動，比較不會造成肩關節的傷害。

次數▶ 10 次，逐漸增加至 50 次。

▼ STEP BY STEP

1 站立，雙腳距離與肩同寬，上身往前彎至 90 度，左手叉腰（或扶著椅背或桌面），右手手肘伸直。

2 右手手肘保持伸直向身體外側張開，舉至與水平面平行後，慢慢的把手臂放下，回到步驟 1。

3 換邊重複以上動作。

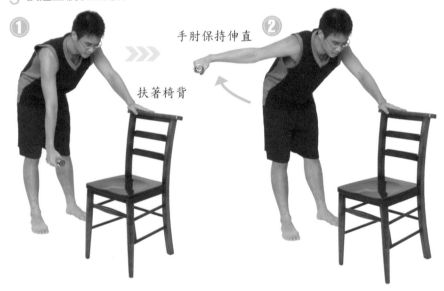

① 手肘保持伸直 ②

扶著椅背

醫師小叮嚀

● 有腰酸背痛病史的人，彎腰時另一上肢可扶著椅背或桌面來取代叉腰的動作，減少背肌的負擔。

● 此動作難度較高，所以不需勉強自己一定要達到 50 下的標準。

● 純熟度很高、力量有增加時，才考慮加啞鈴重量。

● 切忌次數不可貪多，重量不是愈重愈好，注意過度運動和避免運動傷害。

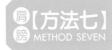
【方法七】 METHOD SEVEN

旋轉肌運動（左右伸展）
增強旋轉肌力量，穩定肩關節，避免發生五十肩

功效▶ 增強旋轉肌力量，穩定肩關節，避免發生五十肩。旋轉肌也是穩定肩
關節的大功臣，旋轉肌愈有力量、耐力愈好時，比較不會造成肩關節
的傷害。

次數▶ 10 次，逐漸增加至 50 次。

▼ STEP BY STEP

1 站立，雙腳距離與肩同寬，上身往前彎至 90 度，左手叉腰（或扶著椅背或桌
面），右手手肘伸直。

2 右手手肘保持伸直，跨越胸部至左側後，慢慢的把手臂放下，回到步驟 1。

3 換邊重複以上動作。

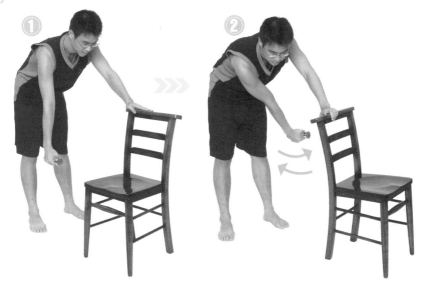

醫師小叮嚀

● 有腰酸背痛病史的人，彎腰時另一上肢用扶著椅背或桌面來取代叉腰的動作，
減少背肌的負擔。

● 不需要勉強自己一定要達到 50 下的標準。

● 不一定要加啞鈴的重量。

● 注意過度運動和避免運動傷害。

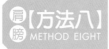【方法八】METHOD EIGHT

肩關節 6 大方向訓練

維持肩關節六個方向的順暢，有效的避免和治療五十肩

功效▶ 維持肩關節六個方向的順暢，有效的避免和治療五十肩。肩關節的正常活動範圍有6個，它們分別是：前屈（手臂向前高舉過頭）、伸直（手臂往背後伸）、外展（手臂往身體外側張開繼續往頭方向舉高）、外旋（梳後腦勺頭髮的動作）、內旋（扣胸罩釦子的動作）和內收（手臂摸向對側肩膀）。日常生活有許多小動作會很容易傷到肩膀，很快就會惡化演變為五十肩，下列動作如果每天都例行做一次、兩次、甚至三次，可避免五十肩，而已有五十肩者會有機會痊癒。

次數▶ 每天 3 次，每次 10 ～ 20 分鐘，每個動作重複 5 ～ 10 次。

▼ STEP BY STEP

1 **前屈**：手臂高舉過頭，回原點。

2 **外展**：手臂往身體外側張開繼續往頭方向舉高，回原點。

3 **後伸**：手臂往背後伸，回原點。

4 **外旋**：梳後腦勺頭髮的動作，回原點。

5 **內旋**：扣胸罩釦子的動作或伸手拿後褲袋內的皮夾的動作，回原點。

6 **內收**：手臂摸向對側肩膀，回原點。

醫師小叮嚀

● 累了中間可以休息，循序漸進，切忌求好心切、貪多、貪快和硬撐。

● 每一個動作最後都要回原點，原點是指手自然垂放在身體旁邊。

● 視個人習慣，做動作時，手指可張開也可以握拳。

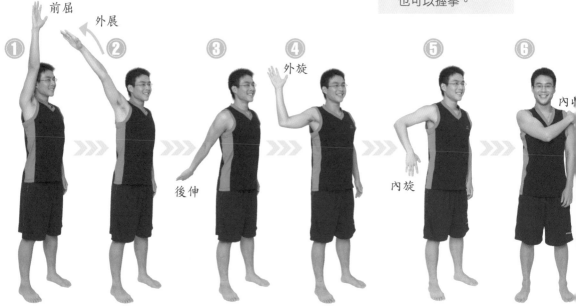

① 前屈 ② 外展 ③ 後伸 ④ 外旋 ⑤ 內旋 ⑥ 內收

二頭肌
BICEPS

拉筋訓練
避免因提舉重物而引起的二頭肌肌腱炎

功效▶ 有效的避免因提舉重物而引起的二頭肌肌腱炎。

次數▶ 3 次。

▼ STEP BY STEP

1 站立，雙腳距離與肩同寬，雙手抓住桌子的邊緣。

2 身體慢慢往後拉，拉至手肘完全伸直、手臂靠近手肘處（二頭肌）的肌肉有被拉的感覺。維持 20 秒。慢慢回到步驟 1。

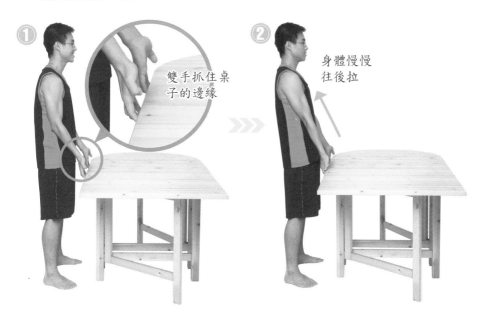

① 雙手抓住桌子的邊緣

② 身體慢慢往後拉

醫師小叮嚀

● 可以兩手同時做，也可以先做右（左）邊、再做左（右）邊。

● 身體往後拉時，手要抓穩，避免往後摔倒。

三頭肌
TRICEPS

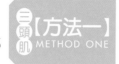

三頭肌【方法一】
METHOD ONE

重量訓練

避免蝴蝶袖和打高爾夫球發生的頸、
肩、背運動傷害

功效▶ 避免蝴蝶袖的發生，有效的修飾手臂線條和增加三頭肌的力量，避免三
頭肌因拋物動作受傷而引起的三頭肌肌腱炎。此外對打高爾夫球運動的
人來說，是一個避免頸、肩、背發生運動傷害的有效運動。

次數▶ 10 次，或感覺手臂酸累便要休息。

▼ STEP BY STEP

1 準備 1 公斤的啞鈴兩個。站或坐在椅子上都可以。若是站立，雙腳距離與肩
同寬，若是坐著，不需靠椅背。雙手握啞鈴向上舉高。

2 手肘慢慢彎曲，彎到啞鈴位在後頸部的位置。慢慢回到步驟 1。

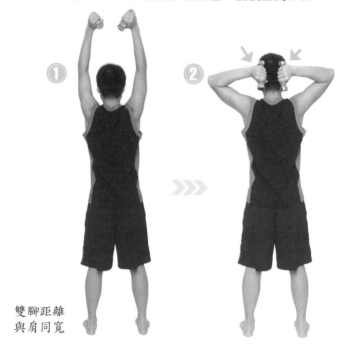

雙腳距離
與肩同寬

醫師小叮嚀

● 新手先試著單手（右手）做，另一手（左手）當作協助手，例如右手握啞鈴
向上舉高時，左手可扶著右手臂，協助右手臂維持向上伸直的位置，俟動作
純熟、力量進步後，可雙手同時做。

● 舉高的過程就是訓練三頭肌，勤練可消除蝴蝶袖。

● 舉高的過程，啞鈴要抓好，不可鬆手砸到頭。

手肘
ELBOW

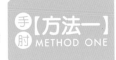

手肘【方法一】
METHOD ONE

訓練前手臂的力量
（手心向前）

防治網球肘、高爾夫球肘

功效▶ 兼具避免與治療網球肘、高爾夫球肘的作用。

次數▶ 10～20 次，或感覺有點累便要休息。

▼ STEP BY STEP

1 準備 1 公斤的啞鈴。可站立或坐在椅子上。若站立，雙腳距離與肩同寬。雙手自然下垂，手握啞鈴。手心向「前」、手肘伸直。

2 手肘保持伸直，手腕儘量向前彎。慢慢回到步驟 1。

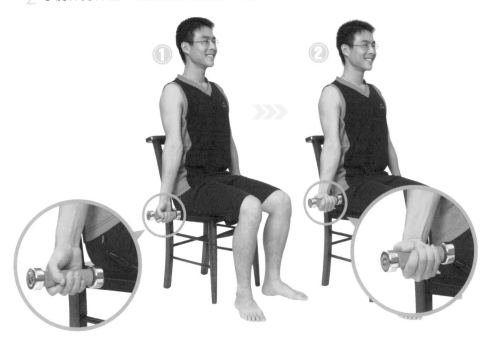

醫師小叮嚀

● 可雙手一起做或左右輪流做。

● 手腕向前彎時，手肘要保持伸直。

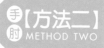 **【方法二】 METHOD TWO** ## 訓練前手臂的力量（手心向後）

防治網球肘、高爾夫球肘

功效▶ 兼具避免與治療網球肘、高爾夫球肘。

次數▶ 10～20 次，或感覺有點累便要休息。

▼ **STEP BY STEP**

1 準備 1 公斤的啞鈴。可站立或坐在椅子上。若站立，雙腳距離與肩同寬。雙手自然下垂，手握啞鈴。手心向「後」、手肘伸直。

2 手肘保持伸直，手腕儘量向前彎。慢慢回到步驟 1。

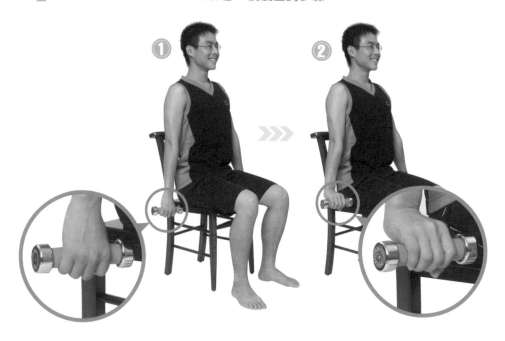

醫師小叮嚀

● 可雙手一起做或左右輪流做。

● 手腕向前彎時，手肘要保持伸直。

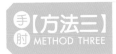

伸展前手臂的肌肉

防治網球肘、高爾夫球肘、電腦族的手部肌腱炎、腱鞘囊炎

功效▶ 增加柔軟度，訓練前手臂肌肉的力量，治療和避免網球肘、高爾夫球肘、電腦族的手部肌腱炎、腱鞘囊炎。

次數▶ 10～20 次，或感覺有點累便要休息。

▼ STEP BY STEP

1 準備 1 公斤的啞鈴。可站立或坐在椅子上。若站立，雙腳距離與肩同寬。雙手自然下垂，右手握啞鈴。右手心向「前」、手肘伸直。

2 右手臂往身體側面平舉，手肘保持伸直，慢慢把啞鈴指向外。

3 再慢慢把啞鈴指向內（指向自己）。

4 重複步驟 2、3 的動作。

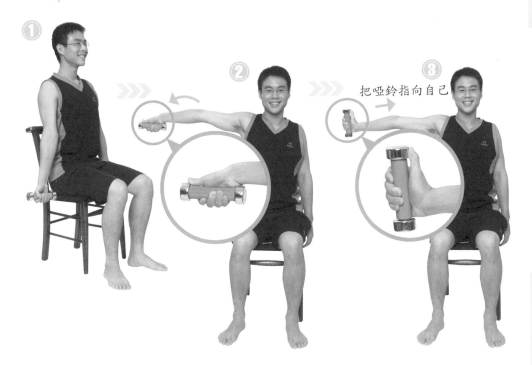

把啞鈴指向自己

醫師小叮嚀

● 可雙手一起或左右輪流做。

● 整個過程，手肘都要保持伸直。

PART3 伸展運動和肌耐力訓練

增加前手臂「外」側肌肉的肌力運動

防治網球肘、高爾夫球肘、電腦族與手部活動頻繁者的肌腱炎

功效▶ 兼具治療和避免網球肘、高爾夫球肘、電腦族與手部活動頻繁者的肌腱炎。

次數▶ 5 次，或感覺有點累便要休息。

▼ STEP BY STEP

1 準備 1 公尺長的棍子一根、1 公尺長的繩子一條、1 公斤啞鈴一個。繩子一端綁在棍子中央，另一端綁著啞鈴。雙腳站立距離與肩同寬，左手拿著棍子的左邊，右手拿著棍子的另一邊。

2 左手固定棍子，右手像捲線軸一樣把啞鈴捲到棍子上。再把它鬆捲回到步驟 1。

3 換邊重複步驟 2 的動作。

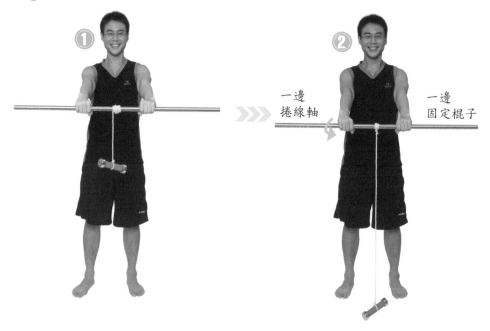

一邊捲線軸　　　一邊固定棍子

醫師小叮嚀

● 捲線軸的動作緩慢的一下一下往上捲、一下一下往下鬆捲。

● 這個方法所用的啞鈴，可用裝 600cc 的礦泉水瓶取代。開始訓練時不宜太重。

● 捲的動作覺得累便要休息。

● 次數和重量是適應後，可逐漸的酌量增加。

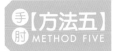

手肘【方法五】 METHOD FIVE 伸展前手臂「內」側的肌肉肌腱

防治網球肘、高爾夫球肘、電腦族與手部活動頻繁者的肌腱炎

功效▶ 增加其柔軟度，可治療和避免網球肘、高爾夫球肘、電腦族與手部活動頻繁者的肌腱炎。

次數▶ 5 次。

▼ STEP BY STEP

1 可以站著或是坐在椅子上。

2 右手手心向「上」，手臂手肘向前水平伸直。左手壓住右手手掌使腕關節向下彎曲。維持 15 ～ 20 秒。

3 換邊重複步驟 2 的動作。

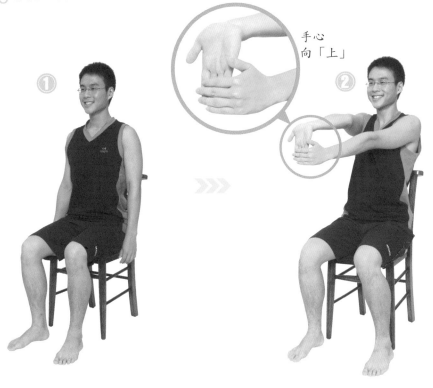

手心
向「上」

醫師小叮嚀

● 一手壓住另一手手掌，使腕關節向下彎曲時，整個過程手肘都要保持水平伸直。

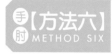 **【方法六】** 伸展前手臂「外」側的肌肉肌腱
METHOD SIX
防治網球肘、高爾夫球肘、電腦族與手部活動頻繁者的肌腱炎

功效▶ 增加其柔軟度，避免與治療網球肘、高爾夫球肘、電腦族與手部活動
頻繁者的肌腱炎。

次數▶ 5 次。

▼ STEP BY STEP

1 可以站著或是坐在椅子上。

2 右手手心向「下」，手臂手肘向前水平伸直。左手壓住右手手背使腕關節向
下彎曲。維持 15 ～ 20 秒。

3 換邊重複步驟 2 的動作。

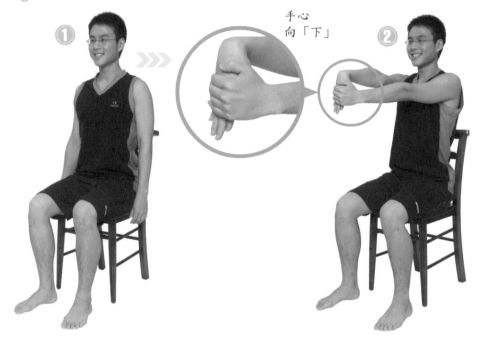

手心
向「下」

醫師小叮嚀

● 一手壓住另一手手背，使腕關節向下彎曲時，整個過程手肘都要保持水平伸直。

● 第 195 ～ 196 頁肩膀的【方法一】和【方法二】也是避免網球肘的運動，可
加入一起做。

手指
FINGER

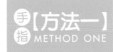【方法一】 METHOD ONE

訓練手指伸展肌
避免手指、手背肌腱炎
（板機指和腕部腱鞘囊腫）

功效▶ 目的在增加手指力量，能有效的避免手指、手背肌腱炎，包括板機指及腕部腱鞘囊腫。

次數▶ 重複至手指有點累。

▼ STEP BY STEP

1 準備一條橡皮筋，可以站著手或是坐在椅子上。橡皮筋套在右手大拇指和食指末端關節。

2 用大拇指和食指的力量把橡皮筋拉開。維持 5 秒後放鬆。

3 以此類推，橡皮筋套在大拇指和中指、大拇指和無名指、大拇指和小指，分別做把橡皮筋拉開、放鬆的運動。

4 換邊重複以上動作。

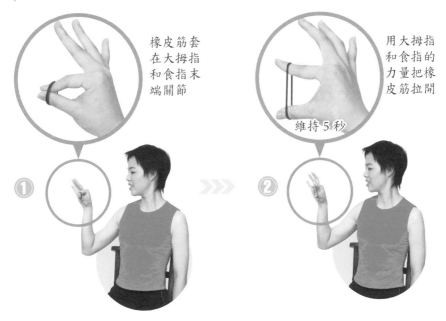

橡皮筋套在大拇指和食指末端關節

用大拇指和食指的力量把橡皮筋拉開

維持 5 秒

① ➤➤➤ ②

醫師小叮嚀

● 一般的橡皮筋即可，不可太緊或太鬆，隨時隨地都可以練習。

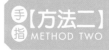 手指【方法二】 METHOD TWO

訓練手指彎曲肌

避免手指、手心肌腱炎（板機指和腕部腱鞘囊腫）

功效▶ 目的在增加手指力量。可有效的避免手指、手心肌腱炎，包括板機指及腕部腱鞘囊腫。

次數▶ 重複至手指有點累。

▼ STEP BY STEP

1 準備一條橡皮筋，可以站著或是坐在椅子上。橡皮筋一端套在左手大拇指的末端關節上，大拇指末端關節微彎固定橡皮筋，另一端套在右手的食指末端關節上。

2 右手食指彎曲拉著橡皮筋。維持 5 秒後放鬆。

3 以此類推，右手食指換成中指、無名指、小指，分別做手指彎曲拉橡皮筋的運動。

4 換邊重複以上動作。

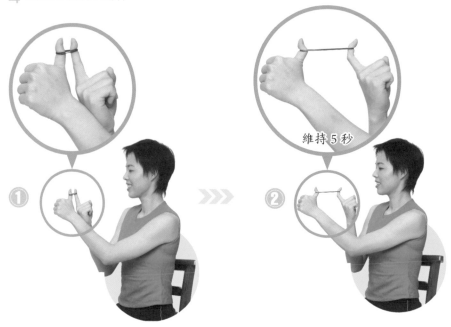

維持 5 秒

醫師小叮嚀

● 一般的橡皮筋即可，不可太緊或太鬆，隨時隨地都可以練習。

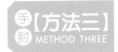

訓練手指外展肌

避免手指肌腱炎（板機指、媽媽手和腕部腱鞘囊腫）

功效▶　目的在增加手指力量。可有效的避免手指肌腱炎，包括板機指、媽媽
　　　　手及腕部腱鞘囊腫。

次數▶　重複至手指有點累。

▼ STEP BY STEP

1　準備一條橡皮筋，可以站著或是坐在椅子上。橡皮筋套在右手食指、中指靠
　　近末端的關節。

2　用食指和中指的力量把橡皮筋拉開。維持 5 秒後放鬆。

3　以此類推，橡皮筋套在中指和無名指、無名指和小指，分別做把橡皮筋拉開
　　的運動。

4　換邊重複以上動作。

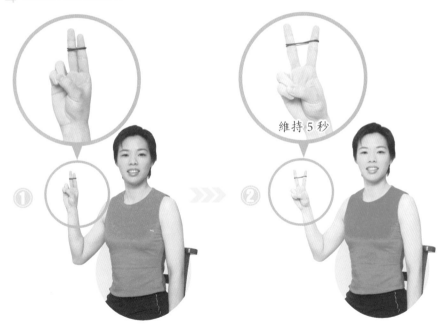

醫師小叮嚀

● 一般的橡皮筋即可，不可太緊或太鬆，橡皮筋一次套兩隻手指，如食指和中
　　指、中指和無名指、無名指和小指，這樣才會做到每一隻手指的外展肌。隨
　　時隨地都可以練習。

PART 3 伸展運動和肌耐力訓練

213

髖部、大腿

HIP THIGH

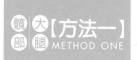【方法一】 METHOD ONE

大腿後肌、髖部之
拉筋伸展運動

避免髖關節疼痛，增加腰部柔軟度，減緩腰酸背痛，
有提臀、防止臀部下垂的作用

功效▶ 對下背肌也同時有伸展的效果。有效的避免髖關節疼痛，增加腰部柔
軟度，減緩腰酸背痛，有提臀作用。

次數▶ 5 次。

▼ STEP BY STEP

1 坐在地板上，挺胸、收小腹，右腿伸直，膝蓋、踝部放鬆，左腿從膝蓋部位
向內彎曲。

2 身體從髖部開始，向右腿方向慢慢彎下至右腿後方有拉筋的感覺。雙手同時
往腳踝方向伸展過去。維持 10 ～ 15 秒。

3 換邊重複以上動作。

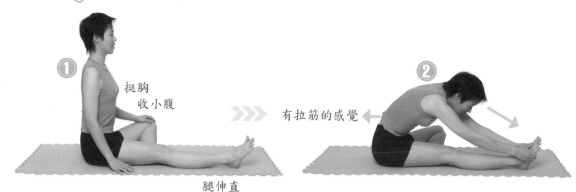

① 挺胸
收小腹

腿伸直

② 有拉筋的感覺

醫師小叮嚀

● 運動過程中，保持挺胸收小腹。

● 新手做時，若身體不容易往下彎，可用毛巾套在
腳板上，用手拉著輔助。

● 此動作很容易拉傷，故需逐步增加角
度，不宜太急。

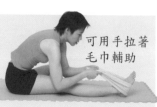

可用手拉著
毛巾輔助

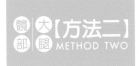

大腿前側肌肉（四頭肌）、髖部之拉筋伸展運動

【方法二】
METHOD TWO

避免髖關節和膝關節疼痛

功效▶ 有效的增加髖關節和膝的活動範圍和柔軟度，避免髖關節和膝關節疼痛。

次數▶ 5 次。

▼ STEP BY STEP

1 面對牆壁站立，挺胸、收小腹，雙腳距離與肩同寬。左手扶牆壁。

2 左腿站穩，右腿從膝蓋部分彎曲，用右手抓住右腳，將右腳跟往右臀部方向靠攏，維持 10 ～ 15 秒。

3 換邊重複以上動作。

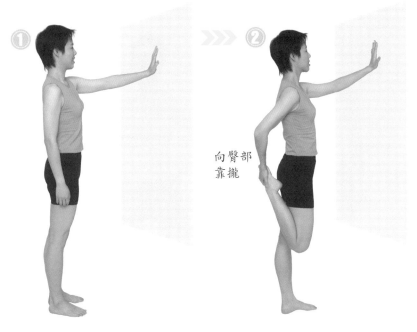

向臀部
靠攏

醫師小叮嚀

● 運動中一定要扶牆壁，腳跟往臀部方向靠攏的角度應逐步增加，不宜太急。

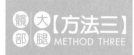

大腿內側肌肉（內收肌）、 髖部之拉筋伸展運動

避免髖關節疼痛，雕塑大腿線條

功效▶ 有效的增加髖關節的柔軟度，避免髖關節疼痛，雕塑大腿線條。

次數▶ 5 次。

▼ STEP BY STEP

1 站立，挺胸、收小腹，兩腿向左右張開，比肩寬寬一些。

2 右膝微彎（約 30 度）將左髖重心往右膝移，維持 10 ～ 15 秒。慢慢回到步驟 1。

3 換邊重複步驟 2 的動作。

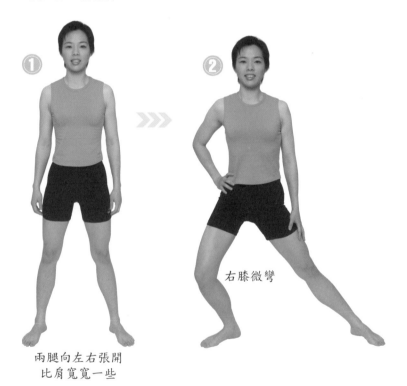

右膝微彎

兩腿向左右張開
比肩寬寬一些

醫師小叮嚀

● 有膝關節疼痛者，若彎曲 30 度會痛，則可減少彎曲的弧度，或減少至不會引起疼痛的角度。

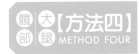

【方法四】 METHOD FOUR 鼠蹊、下背部的拉筋伸展運動

避免髖關節疼痛和腰酸背痛

功效▶ 有效的增加背肌和髖關節的柔軟度，避免髖關節疼痛和腰酸背痛。

次數▶ 5次。

▼ STEP BY STEP

1 坐在地板上，挺胸、收小腹，屈膝。腳掌對腳掌（即兩腿不交叉、不重疊）。

2 身體從髖部開始慢慢往前彎下，用兩手輕輕地分別把兩膝往下壓，維持 10～15秒。

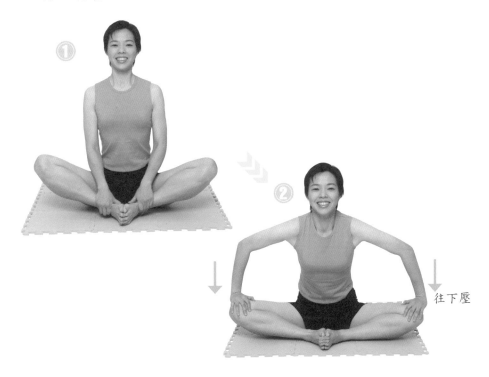

往下壓

醫師小叮嚀

● 身體往前彎，同時把兩膝往下壓的角度，很容易拉傷，要慢慢量力而為的增加角度，不要勉強。

● 做動作的過程中，身體不要前後搖擺。

PART3 伸展運動和肌耐力訓練

腸脛束、下背的拉筋伸展運動

避免腸脛束摩擦症候群

功效▶ 有避免腸脛束摩擦症候群的作用。

次數▶ 5 次。

▼ STEP BY STEP

1 平躺，雙腿伸直。

2 左膝彎曲，左上肢擺在外展 90 度的位置。用右手把左膝拉往右邊跨越身體。兩肩不離地、頭轉向左手臂（像扭麻花一樣）。維持 10 ～ 15 秒。慢慢回到步驟 1。

3 換邊重複步驟 2 的動作。

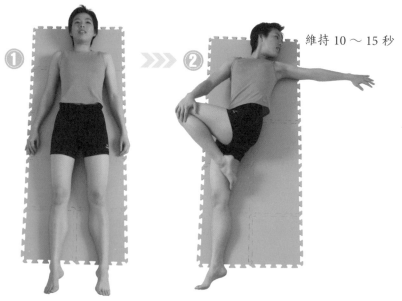

維持 10 ～ 15 秒

醫師小叮嚀

● 做動作的過程中，兩肩維持不離地，踝關節和腳的部分放鬆不用力，腸脛束才會有被拉筋的訓練。

● 可嘗試坐著做，只要上半身與下半身向不同的方向（扭麻花）扭轉，便有效益了。

● 小心拉傷、扭傷。

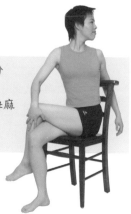

膝部

KNEE

增加大腿前側肌肉
(四頭肌) 力量的肌力訓練

防治膝關節炎和肌腱炎，
增加膝蓋的穩定性，減少膝關節磨損

功效▶ 可有效的治療和避免膝關節炎和肌腱炎，增加膝蓋的穩定性，減少膝
關節磨損。

次數▶ 1 分鐘內完成 30 ～ 50 次。

▼ STEP BY STEP

1 坐在椅子上，靠著椅背，挺胸、收小腹。

2 慢慢把左腿平舉伸直（與地面平行）收縮四頭肌。維持 1 秒。回到步驟 1。

3 換邊重複步驟 2 的動作。

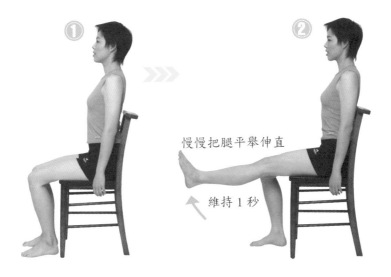

慢慢把腿平舉伸直

維持 1 秒

醫師小叮嚀

● 平舉伸直的過程是溫和的、慢慢的把膝蓋伸直，而不是用力踢出去。

● 待四頭肌的力量有進步時，可考慮酌量的在小腿處加重量訓練（可加
沙包）。

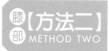

大腿後肌的肌力訓練

防治膝關節炎和肌腱炎，減緩下樓梯、下坡時膝關節的磨損

功效▶ 可有效的治療和避免膝關節炎和肌腱炎，減緩下樓梯、下坡時膝關節的磨損。

次數▶ 1 分鐘內完成 30 ～ 50 次。

▼ STEP BY STEP

1 身體趴在地板的墊子上，兩腿伸直，兩手手肘彎曲平放在身體旁。

2 大腿不離地，左膝蓋彎曲 45 度，維持 1 秒，回到步驟 1。

3 換邊重複步驟 2 的動作。

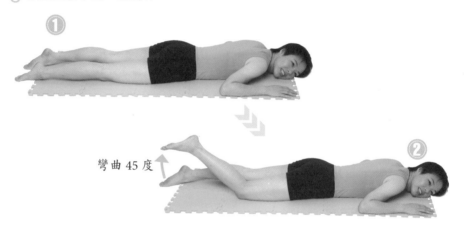

① ②

彎曲 45 度

醫師小叮嚀

- 膝蓋彎曲的過程是溫和的、慢慢的，彎曲的角度以 45 度時最有效。
- 大腿後肌的肌力有進步時，可考慮酌量的在小腿處加重量訓練（可加沙包）。

小腿

SHANK 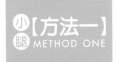 【方法一】 METHOD ONE

大腿、小腿肌肉的肌力訓練

避免小腿肌肉因偶爾跑步或運動而
扭傷、拉傷，有修飾小腿線條的作用

功效▶ 有效的避免小腿肌肉因偶爾跑步或運動而扭傷、拉傷，有修飾小腿線條的作用。

次數▶ 10 次，或覺得有點累時便停止。

▼ STEP BY STEP

1 面向牆壁站立，雙手扶牆，雙腳與肩同寬。

2 兩腳同時慢慢把腳跟提高離地，只用腳尖站立。維持 10 秒。

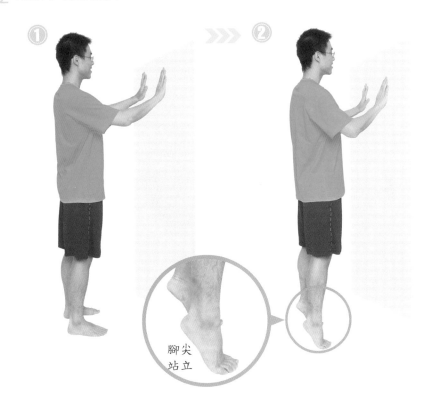

腳尖
站立

醫師小叮嚀

● 小腿肌肉的肌力有進步後，可以試著不需扶牆壁。

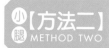

小腿肌肉和足底筋膜的伸展運動

增加足底筋膜的彈性及韌性，避免和治療足底筋膜炎

功效▶ 增加足底筋膜的彈性及韌性，避免和治療足底筋膜炎。

次數▶ 10 次，或覺得有點累時便停止。

▼ STEP BY STEP

1 面相牆壁站立，雙腳扶牆，腳尖離牆角約 10 公分。

2 左腿在原位置微彎（髖和膝微彎），右腿往後伸直，右膝蓋不可彎曲，右腳跟不離地。維持 10 秒。慢慢回到步驟 1。

3 換邊重複步驟 2 的動作。

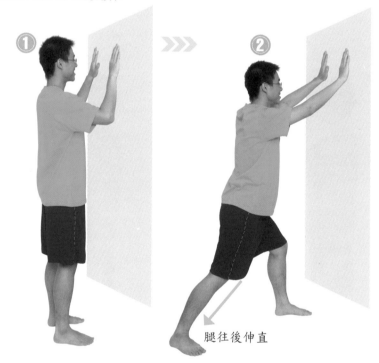

腿往後伸直

醫師小叮嚀

● 往後伸直做伸展的腿，腳跟保持不離地才有效。

阿基里斯腱和足底筋膜的伸展運動

避免和治療足底筋膜炎，避免阿基里斯腱的運動傷害

功效▶ 有效的避免和治療足底筋膜炎和避免阿基里斯腱的運動傷害。

次數▶ 10 次，或覺得有點累時便停止。

▼ STEP BY STEP

1 站立，兩腳併攏。雙手扶著桌子或牆壁（防摔跤），雙腳前半部站立在約 5 公分高的矮階梯（或厚書本或磚塊）的邊緣上。

2 慢慢的把兩腳跟放下到地板上。維持 10 秒。

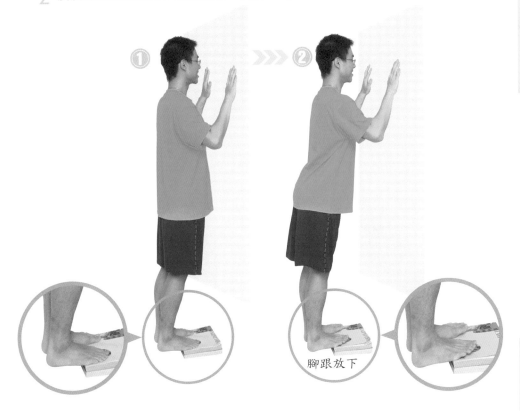

腳跟放下

醫師小叮嚀

● 運動過程中，髖和膝關節保持伸直，不可彎曲。阿基里斯腱和足底筋膜才會成功的被伸展和拉筋。

踝
ANKLE

踝【方法一】
METHOD ONE

踝關節懸空寫字運動

增加踝關節的活動範圍和柔軟度

功效▶ 增加踝關節的活動範圍和柔軟度。

次數▶ 1 或 2 小時重複 1 次。

▼ STEP BY STEP

1 坐姿，翹右腳。

2 保持腳指關節不動，只用腳踝關節懸空寫 A 到 Z 的英文字母或 1 到 10 的阿拉伯數字。

3 換邊重複步驟 2 的動作。

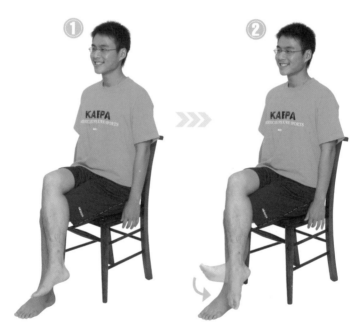

醫師小叮嚀

● 寫 A 到 Z 的英文字母或 1 到 10 的阿拉伯數字時是用腳踝在轉動，不是用腳趾或整條腿。

踝關節懸掛重量運動

增加踝關節的力量和耐力，避免運動時的習慣性踝關節扭傷

功效▶：增加踝關節的力量和耐力，避免運動時的習慣踝關節扭傷。

次數▶：10 次，或覺得有點累時便停止。

▼ STEP BY STEP

1 準備 5 公分的繩子和 1 公斤的啞鈴（或 1 公斤的沙包）。坐在可讓腳懸空的高椅上，沙包直接固定在左腳板上。（或左腳板懸掛 5 公分的繩子，繩子的另一端吊著 1 公斤的啞鈴。）

2 左腳踝向上彎曲提起沙包（或啞鈴）。維持 10 秒，然後放下休息。

3 換邊重複以上動作。

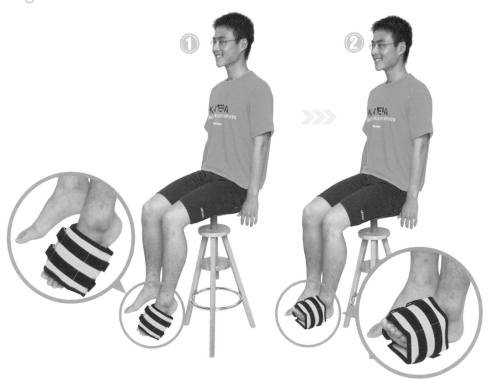

醫師小叮嚀

● 腳板吊起沙包（或啞鈴）時只用腳踝向上彎曲，不是用整條腿。

上班族的復健運動

　　電腦族、文書族一旦投入工作是很容易進入忘我的境界，根本忘了時間的存在，也忘了肌肉、骨骼、眼睛、腦袋是需要休息的，而適當的休息是可以讓我們走更遠的路，工作的效率更是事半功倍。

　　我常問使用電腦的人，連續工作 2 小時而中間沒有休息的居然是 100%，甚至連續工作 4 ～ 5 小時沒有休息的也大有人在。衛福部中央健康保險署各單位早已為員工的健康著想，行之有年的在每日上班時間早上 10 點和下午 3 點播放 5 ～ 10 分鐘的運動操，強行大家一起做伸展、拉筋操，以減少頸背的肌膜炎和眼疾，所以建議其它大型公司不妨效仿中央健康保險署的做法，固定某一時段播放 5 ～ 10 分鐘輕鬆有節奏的音樂，讓大家也跟著音樂動一動、做做操，已有頭痛、眼眶痛、眼睛澀、頸痛、腰酸背痛、大腿痛、膝蓋痛、腳踝痛、腳底痛的人，可以減緩和消除症狀，還未有不適症狀的，可以避免發生。這些動作不需要很大的空間，坐著也可以做。

　　當然為了提醒自己工作一段時間要動一動，不妨也為自己準備一個計時器，每 30 ～ 45 分鐘提醒一下自己換換姿勢、動一動，全身肌肉痛、肌膜炎和眼疾，絕對會比完全忘記動的人減少。

　　以下有 10 個辦公室運動的方法，大家可以跟著做，再配上自己喜歡的音樂拍子，長期下來應該有不錯的結果。前面 5 個方法是坐在辦公椅上便可以做的運動，如果怕引起旁人的異樣眼光，可以只選擇坐在椅子上的這幾個項目。

上班族的復健運動

功效▶　治療及預防全身肌肉、關節酸痛。因任何一種靜態的姿勢，維持一段時間之後，會導致負責支撐該部位的軟體組織疲勞，在疲勞的情況，在疲勞的情況下，若快速不經意的轉換動作，很容易會引起肌肉的拉傷，專為上班族設計的 10 個動作可以有效的減少這種傷害，就像 10帖補藥，有病可以治病，沒病可以養生。

次數▶ 【運動一】至【運動十】都重複 4 次。

醫師小叮嚀

● 如果是播放音樂，跟著音樂節奏運動，不要選音樂拍子太快的，因會跟不上拍子而扭傷，每個動作做 4 次。

【運動一】
上班族
EXERCISE ONE

頭部前低後仰運動

改善頭痛、後腦勺痛、肩膀酸痛，減輕壓力

▼ STEP BY STEP

1 坐在椅子上，背挺直，頭往前低下。

2 頭回正。

3 再往後仰，再回正。

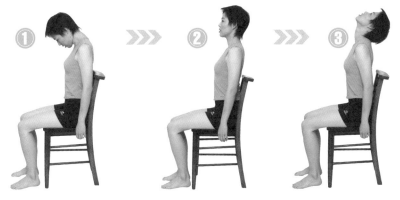

【運動二】
上班族
EXERCISE TWO

肩膀前後旋轉運動

放鬆後腦勺、頸部肌肉，改善肩、頸僵硬現象

▼ STEP BY STEP

1 坐在椅子上，背挺直，肩膀向前旋轉四圈。

2 再往後旋轉四圈。

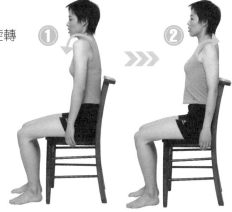

上班族【運動三】 EXERCISE THREE — 手臂握拳伸展運動（坐姿）

放鬆及活絡頸部、肩膀、手臂、手肘、
手指肌肉和關節，減輕疲勞，舒壓

▼ STEP BY STEP

1 坐在椅子上，背挺直。

2 手拍大腿。

3 然後手握拳，同時手肘彎曲。

4 手臂向上伸直，同時手張開。回到步驟3，
再回到步驟2。（4 → 3 → 2 → 3 → 4）

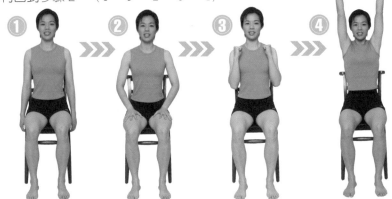

上班族【運動四】 EXERCISE FOUR — 腳踝向下、腳尖著地、手腕下彎運動

活絡手腕、踝關節和足底筋膜，有效的避免
手麻及長時間坐著，突然站起來時的腳後跟疼痛

▼ STEP BY STEP

1 坐在椅子上，手臂
自然下垂，雙腳踩地。

2 抬起腳根，只有腳尖
著地，同時手腕關節
下彎。

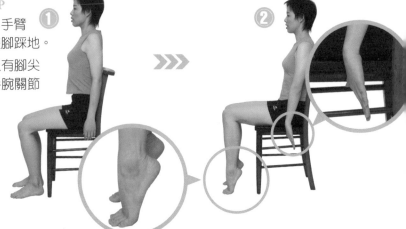

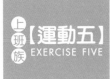 **上班族【運動五】** EXERCISE FIVE

手腕上抬、腳跟著地、腳踝向上、腳尖向上運動

活絡手腕及踝關節，
避免腕隧道症候群（手麻）和足底筋膜炎

▼ STEP BY STEP

1 坐在椅子上，手臂自然下垂，雙腳踩地。

2 抬起腳尖，只有腳根著地，同時手腕關節上抬。

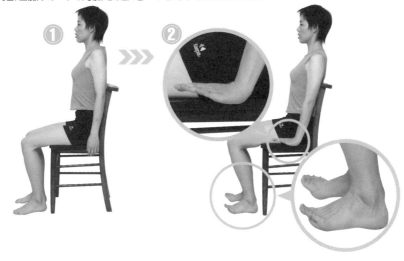

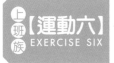**上班族【運動六】** EXERCISE SIX

站立、手放兩側運動

改善及減輕因長時間坐著所引起的腰酸背痛、
髖關節不適，順便活動肘關節

▼ STEP BY STEP

1 坐在椅子上，手放大腿。

2 站起來，手自然擺放身體兩側。

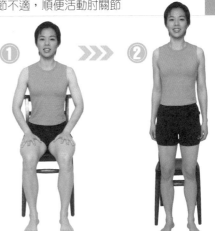

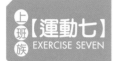

【運動七】 EXERCISE SEVEN

站立、手臂向上運動

放鬆、紓解後腦勺、頸、肩、手臂、腰、臀、膝
因長時間坐姿壓力所造成的不適

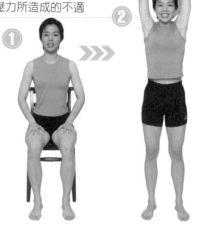

▼ STEP BY STEP

1 坐在椅子上，手放大腿。

2 站起來，手臂向上伸直，同時手張開。

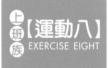

【運動八】 EXERCISE EIGHT

手臂握拳、手指張開
伸展運動（站姿）

紓解手部關節、肌腱因長時間使用引起的酸痛、麻木，
減輕肩、頸、腰、膝、踝的沉重感及酸痛

▼ STEP BY STEP

1 站立，雙腳距離與肩同寬。

2 手拍大腿。

3 然後手握拳，同時手肘彎曲。

4 手臂向上伸直，同時手張開。回到步驟3，
再回到步驟2。（4→3→2→3→4）

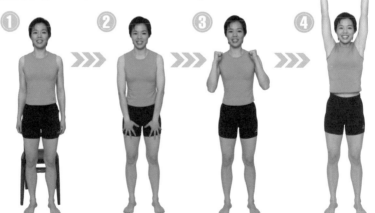

雙手互握轉腰運動

伸展活動頸、肩、背、腰、臀、膝，
減輕長時間坐著所引起的不適，有放鬆減壓作用

▼ STEP BY STEP

1 站立，雙腳距離與肩同寬，雙手在背後互握。

2 腰往右轉。

3 回正，然後腰往左轉，再回正。

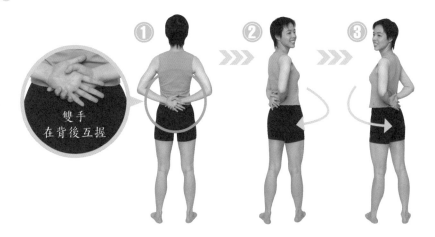

雙手
在背後互握

雙手握拳轉腰運動

頸、兩側肩胛肌肉、肩、肘、腕、手指、腰、臀、膝同一時間
伸展及活動關節，可以有效減少各部位的沉重感及酸痛

▼ STEP BY STEP

1 站立，雙腳距離與肩同寬，
手肘彎曲 90 度，貼著身
體，手心向上握拳。

2 腰往右轉。

3 回正，然後腰往左轉，
再回正。

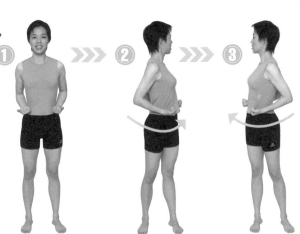

PART4

▼

為什麼
要控制體重？ ▶

肥胖和許多慢性病的發生率有
關，且罹患代謝症候群的機會比正常
體重者會高出 2 ～ 3 倍。從醫學的
觀點來分析，醫師要民眾控制體重不
完全只為了讓自己「美」，更重要的
是為了「健康」。本單元詳細說明控
制體重的正確觀念，並提供減重的核
心關鍵，讓您可以輕鬆找到減重的好
方法，維持美麗動人體態，讓體重
BMI 值回歸到正常的數值。

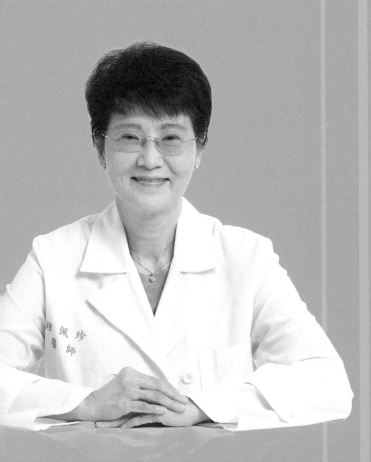

CONTROL

控制體重的正確觀念

增強心肺功能、減緩骨質疏鬆

週休二日讓休閒娛樂和運動的時間增加，運動可以讓身體保持活動、使精神煥發，所以運動能增進健康是無庸置疑的。運動對許多疾病而言，它是預防也是治療。別忘了人生有五個儲蓄：健康、金錢、智識、經驗和友情。健康是由規律運動累積而來的，適度的、持續的運動可以：

1 有效的紓解壓力、減少焦慮。

2 強化體內的免疫系統。

3 幫忙腸胃蠕動，避免便秘。

4 減緩和延後骨質疏鬆。

5 增強心肺功能。

6 保持肌肉、肌腱、韌帶、骨骼關節的柔軟度。

7 最吸引人的莫過於它能夠消耗體內多餘的脂肪、消除贅肉、控制體重和維持美麗動人體態。

為什麼要控制體重？

坊間的減肥、瘦身業者和商品，他們幾乎清一色的都是標榜為了「美」，強調減肥、瘦身是為了讓自己體型好看，變得更有自信。但是站在醫學的觀點來看，醫師要民眾控制體重不完全只為了讓自己「美」，更重要的是為了「健康」，而健康是包括了

維持良好的身體機能、心肺功能和骨骼關節功能等。人類的平均壽命的確是明顯的延長了，所以我們一定要努力維持良好的身體機能來度過一個有品質的人生。

根據衛福部國民健康署的資料，三高——高血壓、高血脂、高血糖，是發生代謝症候群的危險因子，長期的肥胖也會增加慢性疾病的發生率，若有三高加肥胖，健康一定大打折扣，而肥胖對某些腰椎關節炎、膝關節炎、足底筋膜炎和產後腰酸背痛的病人來說，也是一個討厭的大敵人，所以除了要趕快幫他們醫治眼前疾病所引起的不適外，再來要教導他們如何避免會加重病情的壞姿勢，最後就是教他們怎樣計算該減去多少的體重。

減重雖然難纏和漫長，但事實上已有許多成功的病人正在享受減重後的舒暢、愉快日子。所以不妨參考下列數據，自己先做一下功課，看看自己是不是慢性疾病或代謝症候群的高危險群，下列 5 項中，只要符合任何 3 項，則罹患代謝症候群的機會比正常體重者會高出 2 ～ 3 倍。

❶腰圍
男＞ 35 吋（90 公分）；
女＞ 32 吋（80 公分）

❷血壓（B.P）
＞ 130 ／ 85
毫米汞柱（mmHg）

❸血糖（AC sugar）
＞ 110

❹高密度脂蛋白（HDL）
男低於 45；女低於 40

❺三酸甘油脂（TG）
＞ 150

肥胖和許多慢性病的發生率有關，所以要美麗又要有健康，一定要控制體重。

體重的控制像理財

體重的控制就像理財，要儲蓄也要有收支平衡的觀念，認真的「斤斤計較」，計較什麼呢？就是斤斤計較的計算吃進身體內和消耗出去的熱量要達到平衡，或者是：想要瘦的人就是吃進來要少，消耗出去的要多；想要胖的人剛好相反，就是吃進去要多，消耗出去的要少，所以看自己的需求「要胖或要瘦？」來調整這個收支平衡的關係。

紀錄每天的飲食內容和每天要量體重

太多人認為自己連喝開水也會增加體重，這是不可能的事，有些人他真的吃很少，但他並不知道他吃的量雖少，可是都是高熱量食物，有些人則是零食一直吃，一天下來完全忘了自己到底曾經吃下去多少東西。

所以，最好的方法就是紀錄每天吃下去的食物種類和重量，再來計算一下這種不知不覺的吃法，到底吃下了多少卡路里。就如體積很小的堅果，隨便吃幾顆便會吃下相當高的熱量，其中開心果 20 顆、花生 20 顆、腰果 10 顆、核桃仁 4.5 顆，便各擁有100 大卡，如果把這 54.5 顆堅果都吃下去，熱量是 400 大卡，相當於 2 碗白飯，好吃的牛軋糖，熱量也不輸堅果，三顆牛軋糖就有 100 大卡，再加吃三顆，共 6 顆，就是一碗白飯 200 卡的熱量了，所以就算一整天不吃飯， 54.5 顆的堅果加上 6 顆的牛軋糖一直重複吃下去，哪有不胖的道理呢！因此有決心要減重的人，選擇食物時真的不得不慎。瓜子也是高熱量的堅果零食，1 顆是 1大卡，一般人是不可能可以那麼的理智只吃 1 顆便結束不吃，常常是一大把一大把欲罷不能的啃下去，因此體重可想而知是只有增而無減了。

● 1 磅脂肪和 1 磅肌肉的體積是不一樣的

有運動的人大部分都知道，1 磅脂肪的體積是 508 立方公分，1 磅肌肉的體積是 410 立方公分，所以相同的重量，在外觀上會有 20％的差異，所以就有人覺得奇怪，運動幾個月後自己的體重明明沒變多少，但是朋友碰面時幾乎都說「瘦了」，這就是瘦肉、肥肉之間的差別。

● 擬定運動和減重的目標，然後持之以恆

控制體重和執行運動這兩種事情和做任何事情一樣，要先擬定一個目標，給予合理的實現時間，這期間一定要配合自我控制和堅定的毅力往目標方向走，只要有目標，堅持自己的理想，持之以恆一定會成功的。開始實施時不要太貪心的把目標訂得太大和太難。太大、太難都容易讓人受挫折而放棄，所以等踏穩了第一步，讓自己有信心後再踏出第二步。

▨ 要減多少體重 ▨

熟背下列「體脂肪指數」（BMI）的計算方法和食物的卡路里表，卡路里是食物熱量的單位，卡路里的數字愈大表示熱量愈高，熱量愈高就愈容易發胖。油脂類的熱量很高，所以要減重的人應該避免煎、炸類的食物，塗抹麵包的奶油時，忌諱塗上厚厚的一層，當然減重時刻最好少用，甚至完全避免奶油。

> 體脂肪指數（BMI）的計算方法
> 體重（公斤）÷（身高（公尺）× 身高（公尺））

BMI 的正常範圍是 18.5 至 24 之間，看看自己落在正常的範圍內或是超出正常的範圍。下列例子供讀者參考，可以照著試算

出自己希望減去的公斤數。身高是不變的，從已知的身高和所希望的理想 BMI 關係再計算回來，便可以找出自己的理想體重了，把目前的體重減去理想體重便是自己想減掉的公斤數。

目前體重：62 公斤　目前身高：1.6 公尺
所以 BMI 是：62÷（1.6×1.6）＝ 24.2

如果理想的 BMI 是 20，身高不變是 1.6 公尺

所以理想體重是 20×(1.6×1.6) ＝ 51.2 公斤

希望減去的公斤數 62 公斤（目前體重）－ 51.2 公斤（理想體重）＝ 10.8 公斤

10.8 公斤就是目前希望減掉的公斤數，接著便是擬訂達成目標的預定日期，任何事情開始時一定要有點壓力，適當的壓力就像推進器一樣，才會往目標前進，所以達成目標的預定日期一定要訂出來才容易成功，屆時若還未能達到預期結果時，才能很快的自我檢討，找出失敗的關鍵原因，然後重新出發再來一次。

體脂肪指數（BMI）的正常與異常範圍

正常範圍	18.5 ≦ BMI ＜ 24	
異常範圍	過　　重：24 ≦ BMI ＜ 27	此時若男性腰圍 ≧ 90 公分；女性腰圍 ≧ 80 公分，代謝症候群機率會增加 70%。
	輕度肥胖：27 ≦ BMI ＜ 30	
	中度肥胖：30 ≦ BMI ＜ 35	
	重度肥胖：BMI ≧ 35	

有效的減重法

坊間標榜的冷凍溶脂、減肥方法對健康，甚至生命都會造成相當程度的威脅，所以醫師、營養師大都不建議這些非主流的方法，現階段比較常聽到的方法有低 GI 飲食、211 瘦身飲食法、168 間歇性斷食法。

低 GI 飲食法

低 GI 飲食 Low Glycemic Index Diet（低升糖指數飲食）是目前醫學界高度肯定推薦的瘦身、抗病、防癌擇食概念，強調五個食物攝取的關鍵，① 食物的纖維含量多、② 食物的精緻程度低、③ 食物的結實度高、④ 澱粉糊化的程度低、⑤ 食物的酸度可降低 GI 值。低 GI 飲食掌握低脂、低鹽、慢醣、高纖的低 GI 烹調技巧，不僅可有效預防及減緩糖尿病的病情，也可以用來減輕體重。

211 瘦身飲食法

源自於哈佛健康餐盤的概念，改良成適合台灣人的一種健康飲食規則。211 瘦身飲食法是控制食物攝取的份量及進食的順序，輔以適當的運動與靜坐呼吸。每餐攝取食物的比例為蔬菜 1/2（2 份）、全穀類 1/4（1 份）、蛋白質 1/4（1 份），掌握「211 餐盤」的減重黃金比，還要攝取優質的好油脂，且每一餐進食必須依照「水、肉、菜、飯、果」的順序，餐前先喝水，可以讓腸胃分泌消化液，然後再吃蛋白質有助於延緩血糖上升。211 瘦身飲食法可以提供飽腹感，啟動人體健康瘦身的開關，讓體重 BMI 值回歸到正常的數值。

168 間歇性斷食法

一日的熱量集中在 8 小時攝取，空腹時間 16 小時，但可以喝不含熱量的液體，如水、無糖茶飲或咖啡，全穀雜糧類可選用糙米、五穀米、蒟蒻米取代部分的白米飯，攝取蛋白質食物的優先順序為豆→魚→蛋→以低脂肉類為主，每餐至少要有一種深綠色蔬菜，而蔬菜占總攝取量 1/2 ～ /3，可搭不同的顏色蔬菜、低脂的菇類，避開甜度高的水果，且攝取不宜過量，每天要補充好的油脂，建議在餐與餐之間可以喝一杯分量的乳品補充鈣質，維持均衡的飲食攝取，並配合運動，自然就可以看到健康減脂的效果。

　　以上這幾種是現在最夯的減重飲食法，但是真正有效的健康減重，就是持之有恆的運動配合飲食控制。因此確定自己的體重真的太重時，就要立刻開始身體力行，每日嚴格以運動配合飲食控制來進行減重，運動和飲食要配合得恰當才是對症下藥，以下是供大家參考選擇成功的方法。

<table>
<tr><td>

不運動只有飲食控制
剛開始時有效果，但效果很小，之後便完全無效。

</td><td>

只運動沒有飲食控制
無效果，還會有體重繼續增加的可能。

</td></tr>
<tr><td>

運動且配合飲食控制
效果好，不擔心體重超標，還可維持美好的體態。

</td><td>

不運動也沒有飲食控制
如果沒有再繼續增胖，那真是上帝保佑你！

</td></tr>
</table>

▨ 如何維持理想體重？ ▨

　　正常成人若想維持目前的理想體重，依不同工作量所需的熱量也不同。

★ **輕度工作量**：指每天累積步行約 1 小時，大部分的時間是坐著從事文書，只有偶爾起來一下或只有做少量輕鬆的家事的人。

> 維持目前的體重每天需要的熱量為 30 大卡 × 現在體重 = A 大卡
>
> 例如　30 大卡 × 50 公斤 = 1500 大卡

★ **中度工作量**：指每天累積步行約 2 小時外，還有坐著的工作、讀書、談話和站立較多之活動和家事的人。

> 維持目前的體重每天需要的熱量為 35 大卡 × 現在體重 = B 大卡
>
> 例如　35 大卡 × 50 公斤 = 1750 大卡

★ **重度工作量**：指只有小部分的時間靜坐、站立、步行，大部分的工作屬於重度肌肉性的、勞力的，如農耕、搬運、建築等。

> 維持目前的體重每天需要的熱量為 40 大卡 × 現在體重 = C 大卡
>
> 例如　40 大卡 × 50 公斤 = 2000 大卡

★ 熱量攝取的來源比例：碳水化合物 55 ～ 58％；脂肪 25 ～ 30％；蛋白質 12 ～ 15％。每週減重以 0.5 ～ 1 公斤為原則。太快可能是脫水的結果，有害健康且無效。如果希望一週減 0.5 公斤，那一天攝取的熱量就要減少 500 大卡；如果希望一週減 1 公斤，那就要減少攝取 1000 大卡。

● **記取下列的原則，只要知己知彼，減重一定會百戰百勝！**

★ 運動要持之以恆：運動要持之以恆：一週 5 次運動，每次 30 分鐘，運動時間可以累積，故每週需有 150 分鐘的運動。

★ 勞動不是運動：1 小時不停的洗衣服只消耗 138 大卡，若每天認真的游泳 30 分鐘，卻可消耗約 400 大卡左右，走路 30 分鐘也會消耗約 175 大卡，比不停的洗衣服 1 小時的消耗還要多呢。所以想要有效的消耗熱量，一定要運動，只要有機會動，就要儘量讓自己多動一動。

★ 每日要量體重：養成每日起床或運動後量體重。

★ 遠離零食：攝取食物超過身體所需的量之後，會轉變成脂肪造成身體的負擔。

★ 自己訂規矩：如晚餐後除開水外，謝絕一切食物。

★ 不吃宵夜：太晚進食不利於消化，且會影響睡眠品質，同時也會導致體重增加。

　　此外，可參考＜附錄＞所列各種食物的熱量、膽固醇含量和本書第 248 ～ 253 頁的食物依普林含量分類表，不僅有助於體重的控制，對健康也會有很大的助益。

EPILOGUE

▼

後記 ▶

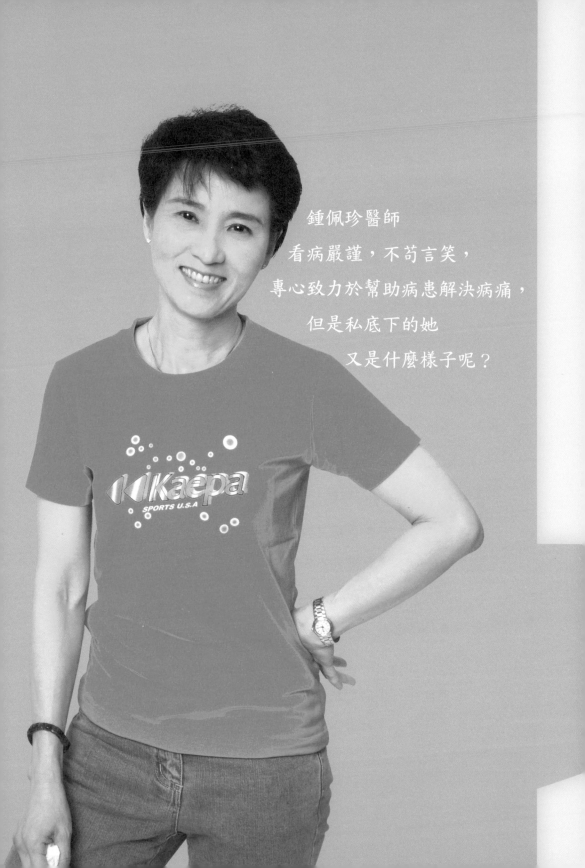

鍾佩珍醫師
看病嚴謹，不苟言笑，
專心致力於幫助病患解決病痛，
但是私底下的她
又是什麼樣子呢？

媽媽上錯車 鍾佩珍

我是一個略帶迷糊又無心機的人，但因講話乾脆、走路快，做事還算有條理、乾淨俐落，加上五官看起來並不笨（其實很笨），所以常常會讓人有錯覺，覺得我很精明。

任何人聽多了別人無心讚美的話，多少都會忘記自己原來的本性，我也不例外，也就錯認為自己真的很精明。

話說有一天，晚上家事做好了，書也念好了，看看時間還可以，就邀約老公和女兒開車一起去接正在補習的兒子。因為沒有事先約好，怕兒子錯過了自行回家，我就自作聰明的下車到補習班門口等他。

左等右等就是不見他的蹤影，我只好獨自回到車上，打開車門坐到駕駛座旁，再把車門關好，轉過臉跟孩子的爸說：「等不到。」

可是⋯⋯怎麼那張臉是陌生的，再往後座一看，只見三張嘴巴張得開開的、眼睛瞪得大大的，一副愕然被嚇到的驚慌模樣。

「媽呀！怎麼這樣？」一面故作鎮定，紅著臉的說對不起，一面伸手打開車門下車，當門關上的那一瞬間，我開始沒命的往後狂奔。

這時我看到後面那輛車子裡的老公和兒子、女兒，除了發狂笑成一團以外，女兒和兒子還樂得手舞足蹈猛鼓掌。（本文轉載自《聯合報》）

鍾佩珍說不出來，寫出來！

蕭敏慧

「危機就是轉機」，這是台安醫院復健科主任鍾佩珍經歷無法發聲的痛苦之後的最大感言。鍾佩珍說，2005 年 7 月時突然完全沒有聲音，對於一個要靠說話與患者溝通的醫師而言，打擊相當大；另一方面，她又擔心，自己無法發出聲音，患者怎麼辦？因為她看診時，總希望與患者充分溝通，詳細解答患者的疑問，即使曾經說過，患者忘了，她仍是不厭其煩地重複解說。或許就是回答得太詳盡、患者又多，加上儘量追求完美的個性使然，7 月間，聲帶便罷工抗議。

鍾佩珍說，事後回想起來，並不是一開始就嚴重得說不出話來，早在年初就有徵兆：那時每次看完診回家都不想說話，因為覺得講話很吃力，總要很用力才能發出聲音，遇到一些年紀大又重聽的患者，還要用吼的解說。上班是非說不可，下班能不說話就儘量省了。當時並未深究原因，到了 7 月講不出話來，才驚覺問題的嚴重性。

突遇變革，鍾佩珍萬分沮喪，心想自己看診總是盡心盡力，並設身處地為患者考量以減輕其不適，為什麼老天要這樣懲罰她？於是請了一個月的假，讓聲帶好好休息，一方面思考該如何面對未來。

鍾佩珍說，身為復健科醫師，同時還做語言治療，自己很清楚問題的所在，另外，也曾做過檢查，結果是聲帶過度使用，長期處於收縮的緊張狀態，無法放鬆，以致最後難以發聲。期間只

看過一名耳鼻喉科的老師，老師的回答是：妳自己是醫師，應該知道怎麼做。

鍾佩珍也知道，治療的不二法門在多休息、改變生活（說話）方式及減輕壓力，而這也幾乎是所有疾病的共同療法。在休假期間，鍾佩珍思考失聲後，如何繼續看病的問題，於是她在家將患者常見的問題寫成文字，像五十肩、是否月子沒坐好才惹來腰酸背痛、僵直性關節炎、膝部運動怎麼做等。

自己生病，不僅使患者獲益良多，鍾佩珍也深切感受患者的溫暖：各式各樣的偏方湧進診間，有些實在太奇怪了，她不敢試，但不忍辜負患者專程或親自熬煮的熱心，她總是滿懷感激收下。有次她還喝了桑葉水，因為對方說，要趁熱喝，事後同事開玩笑說：「下週妳會像小鳥般唱歌」。鍾佩珍說：「不，我會吐絲。」

經過生病之苦，才了解健康之可貴，鍾佩珍說，過去自己總是要求完美，設定的目標一定要求自己要達成，現在明瞭任何事都比不過健康的重要。過去，自己出門前，一定將看過的報紙歸回原位，孩子放學回來，總要求他要立即去洗澡，否則彷彿黏答答、沒洗澡的是自己；現在則讓自己和旁人都輕鬆許多，亂一點、晚一點再做又何妨？

把握放慢說話速度、降低要求、多休息，目前鍾佩珍的聲音已恢復許多，「危機果真是轉機」，她說，生了病，同事、患者、家人的殷殷關切，讓自己好感動，並及早醒悟健康勝過一切，患者和自己都從「失聲」事件中獲益匪淺。

台安醫院復健科主任鍾佩珍由於「失聲」，讓患者及自己獲得更多。（本文轉載自《聯合報》）

APPENDIX

▼

附錄 ▶

各類食物的熱量表

	種類	單位	重量	熱量（大卡）
肉類	雞胸肉	1 片	79g	202
	雞腿肉	1 片	76g	237
	牛排肥肉少	1 片	68g	191
	牛排肥肉多	1 片	85g	235
	牛肉肥肉少	1 片	85g	194
	牛肉肥肉多	1 片	85g	441
	豬排肥肉少	1 片	56g	267
	豬排肥肉多	1 片	78g	391
	火腿	1 片	85g	288
	培根	2 片	15g	566
	羊腿肉肥肉少	1 片	71g	183
	羊腿肉肥肉多	1 片	85g	276
	香腸	1 條	100g	320
蛋奶類	水煮蛋	1 個	50g	80
	油煎蛋	1 個	46g	85
	炒蛋	1 個	64g	95
	脫脂牛奶	1 杯	245g	85
	低脂牛奶（1%）	1 杯	244g	100
	低脂牛奶（2%）	1 杯	244g	120
	全脂牛奶	1 杯	244g	150
	脫脂即溶奶粉（0.8%）	1 杯	100g	356
	低脂即溶奶粉（11%）	1 杯	100g	397
	全脂奶粉（28%）	1 杯	100g	506
	牛奶冰淇淋（11%）	1 杯	173g	375
豆類	豆腐		100g	70
	紅豆		100g	210
	綠豆		100g	320
	黃豆		100g	325
	花生		100g	583
	腰果		100g	533
	杏仁		100g	596
	核仁		100g	686
油脂類	奶油	10cc	9.3g	66
	人造奶油	10cc	9.3g	66
	豬油	10cc	8.6g	76
	橄欖油	10cc	9.3g	80
	玉米油	10cc	9.3g	80

種類	單位	重量	熱量（大卡）
花生油	10cc	9.3g	80
大豆油	10cc	9.3g	80
葵花油	10cc	9.3g	80
全麥麵包	1 片	25g	65
白麵包	1 片	25g	75
白米飯	1 碗	200g	180
麵條	1 碗	100g	330
玉米	1 碗	100g	346
燕麥	1 碗	100g	389
速食麵	1 包	100g	470
即食玉米片	1 杯	25g	95
即食燕麥片	1 杯	25g	100
豬排飯	1 份		530
雞腿飯	1 份		700
雞排飯	1 份		645
魚排飯	1 份		585
三寶飯	1 份		640
叉燒飯	1 份		640
炸豬排	1 塊		280
炸雞排	1 塊		325
炸雞腿	1 塊		500
A 菜		100g	40
包心菜		100g	21
包心菜芽		100g	55
白菜		100g	35
生菜		100g	40
莧菜		100g	40
菠菜		100g	40
花菜		100g	24
芹菜		100g	12.5
芥菜		100g	21
豆苗		100g	40
菜心		100g	40
芥蘭		100g	25
雪菜		100g	60
黃瓜		100g	18
南瓜		100g	40

五穀雜糧

便當類

蔬菜類

種類	單位	重量	熱量（大卡）
冬瓜		100g	40
絲瓜		100g	40
青椒		100g	20
蕃茄		100g	18.5
紅蘿蔔		100g	42
蘆筍		100g	21
竹筍		100g	40
豆芽		100g	28
香菇		100g	29
洋蔥		100g	29
玉米		100g	50
蕃薯		100g	140
馬鈴薯		100g	93
青豆		100g	88
啤酒	1罐		90
葡萄酒	120cc		90
紹興酒	120cc		120
威士忌	120cc		260
高粱酒	120cc		360
米酒	70cc		108
白葡萄酒	120cc		108
紅葡萄酒	120cc		110
保力達B	1瓶		705
茶（無糖）	-		0
咖啡（無糖）	-		0
葡萄柚	1個		40
香蕉		100g	80
西瓜		100g	20
木瓜		100g	28
荔枝	4粒		45
桃子	1個		45
梨子	1個		45
柳丁		100g	35
蓮霧		100g	25
櫻桃	20粒		50
鳳梨		100g	42
芭樂		110g	50

酒、茶、咖啡類

水果類

種類	單位	重量	熱量（大卡）
蘋果	1 個		55
楊桃	1 個		55
哈密瓜		100g	25
奇異果	1 個		30
榴槤		100g	163
芒果		100g	64
稀飯	1 碗	250 克	140
御飯團	1 個		210
肉粽	1 個		400
饅頭	1 個		280
蛋餅	1 份		375
燒餅	1 個		255
油條	1 根		250
肉包	1 個		200
鍋貼	1 個		57
煎蘿蔔糕	1 小塊		90
炸臭豆腐	1 份		360
炸春捲	1 條		180
豬血糕	1 塊		200
豆沙包	1 個		200
甜豆漿	500cc		120
水餃	10 個		350
滷蛋	1 個		75
味噌湯	1 碗		200
奶茶	250cc		128
可樂	350cc		180
運動飲料	350cc		110
養樂多	1 罐		70
瓜子	50 粒		45
蘇打餅乾	3 片		105
洋芋片（小罐）	1 罐		280
炸薯條（小包）	1 包		225
炸薯條（大包）	1 包		400
蘋果派	1 個		250
炸雞塊	6 個		300
雞翅	1 隻		115
豆乾	3 片		135
糖葫蘆	1 串		100

其它類

各類食物膽固醇含量表

種類	單位（每100克或2兩半）	膽固醇（毫克）
蛋類		
雞蛋	一顆（50克）	266
雞蛋黃	一顆	266
雞蛋白	一顆	0
鵪鶉蛋	一顆（11克）	74
鵪鶉蛋黃	一顆	74
鵪鶉蛋白	一顆	0
鴨蛋	一顆	619
油類		
雞油	100克	74
豬油	100克	56
植物油（如花生油、玉米油）	100克	0
其他類		
蔬菜（如菠菜、白菜、菜心）	100克	0
瓜果菜（如櫛瓜、青瓜、蕃茄）	100克	0
生果類（如柳橙、蘋果、西瓜）	100克	0
五穀類（如飯、麵包、通心粉）	100克	0
肉類		
豬腦	100克	2530
牛腦	100克	2054
豬腰	100克	480
牛腰	100克	387
豬肝	100克	368
豬心	100克	44
羊肝	100克	323
羊肉（肥）	100克	138
臘腸	100克	150
肥牛肉	100克	99
鴿	100克	90
排骨	100克	105
火腿	100克	62

種類	單位（每100克或2兩半）	膽固醇（毫克）
雞胸肉	100 克	39
雞腿肉	100 克	95
雞心	100 克	143
瘦肉	100 克	77
培根	100 克	49
羊肉（瘦）	100 克	70
牛小排	100 克	67
牛肉	100 克	65
奶油	100 克	140
起司	100 克	100
牛油	100 克	260
雪糕	100 克	45
牛奶	100 克	13
蜆	100 克	65
墨魚	100 克	48
鮮魷魚	100 克	231
龍蝦	100 克	85
蟹肉	100 克	100
蝦	100 克	154
鮑魚	100 克	59
吳郭魚	100 克	65
烏魚	100 克	112
白帶魚	100 克	69
鱸魚	100 克	42
鯧魚	100 克	80
黃魚	100 克	79
小魚干	100 克	669
烏魚子	100 克	632
蝦仁	100 克	169
蝦米	100 克	645
明蝦	100 克	156
蚵仔	100 克	51
海蜇	100 克	16
海參	100 克	0

乳製類

海產類

日常生活熱量消耗表（大卡 / 70 公斤 / 小時）

名稱	時間（小時）	消耗熱量（毫克）
洗澡	1	168
洗碗	1	136
煮菜	1	180
洗衣服	1	138
拖地	1	132
打掃	1	228
舖床	1	240
講電話	1	66
唸書	1	88
寫字	1	84
打字	1	136
聽音樂	1	58
唱歌	1	76
看電視	1	72
穿衣服	1	41
穿脫衣服	1	102
燙衣服	1	120
睡午覺	1	48
清醒躺著	1	66
開車	1	82
坐公車（站著）	1	106
坐公車（坐著）	1	66
逛街	1	240
進食	1	67
坐著	1	90
站立休息	1	90

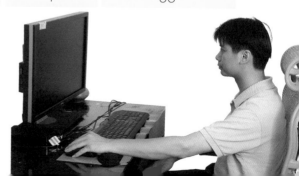

運動熱量消耗表（大卡 / 70 公斤 / 30 分鐘）

名稱	時間（分鐘）	消耗熱量（毫克）
游泳	30	320
騎腳踏車（20km / 小時）	30	330
走步機（6km / 小時）	30	175
慢跑（8km / 小時）	30	350
有氧運動	30	126
高爾夫球	30	93
高爾夫球（揹球桿）	30	135
保齡球	30	160
桌球	30	150
羽毛球	30	204
排球	30	204
網球	30	221
跳繩	30	224
籃球	30	210
爬樓梯	30	330
爬山	30	350
走斜坡	30	150
跳舞	30	150

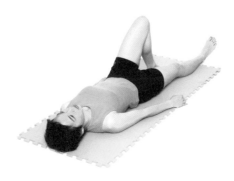

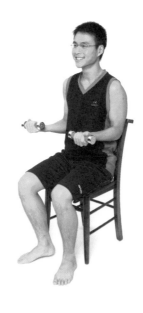

舒活家系列 HD2014Y

鍾佩珍復健診間筆記：
肌肉、骨骼、神經修復大解密

作　　　者／鍾佩珍
選　　　書／林小鈴
主　　　編／陳玉春
協力編輯／林子涵

行銷經理／王維君
業務經理／羅越華
總　編　輯／林小鈴
發　行　人／何飛鵬

出　　　版／原水文化
　　　　　　台北市民生東路二段141號8樓
　　　　　　電話：02-2500-7008
　　　　　　傳真：02-2502-7676
　　　　　　原水部落格：http://citeh2o.pixnet.net
發　　　行／英屬蓋曼群島商家庭傳媒股份有限公司城邦分公司
　　　　　　台北市中山區民生東路二段141號11樓
　　　　　　書虫客服服務專線：02-25007718；02-25007719
　　　　　　24小時傳真專線：02-25001990；02-25001991
　　　　　　服務時間：週一至週五上午09:30-12:00；下午13:30-17:00
讀者服務信箱E-mail：service@readingclub.com.tw
劃撥帳號／19863813；戶名：書虫股份有限公司
香港發行／城邦（香港）出版集團有限公司
　　　　　　香港灣仔駱克道193號東超商業中心1樓
　　　　　　電話：852-2508-6231　傳真：852-2578-9337
　　　　　　電郵：hkcite@biznetvigator.com
馬新發行／城邦（馬新）出版集團【Cite(M)Sdn. Bhd.(458372U)】
　　　　　　11, Jalan 30D/146, Desa Tasik,
　　　　　　Sungai Besi, 57000 Kuala Lumpur, Malaysia.
　　　　　　電話：603- 90563833　傳真：603- 90562833

城邦讀書花園
www.cite.com.tw

美術設計／張曉珍
封面人物攝影／梁忠賢
運動攝影／鍾君賢
運動示範／李詠詩（婦科醫師）、
　　　　　　李為昇（骨科醫師）、劉婉玲
製版印刷／科億資訊科技有限公司
初版一刷／2005年8月
二版一刷／2007年12月6日
三版一刷／2022年2月15日
定　　　價／500元
ISBN：978-626-95425-2-9（平裝）
ISBN：978-626-95425-3-6（EPUB）

國家圖書館出版品預行編目資料

鍾佩珍復健診間筆記：肌肉、骨骼、神經修復大解密
/鍾佩珍著. -- 三版. -- 臺北市：原水文化出版：英屬
蓋曼群島商家庭傳媒股份有限公司城邦分公司發行，
2022.02
　面；　公分. -- (舒活家系列；HD2014Y)
ISBN 978-626-95425-2-9(平裝)

1.復健醫學

418.92　　　　　　　　　　　　　　　110020580